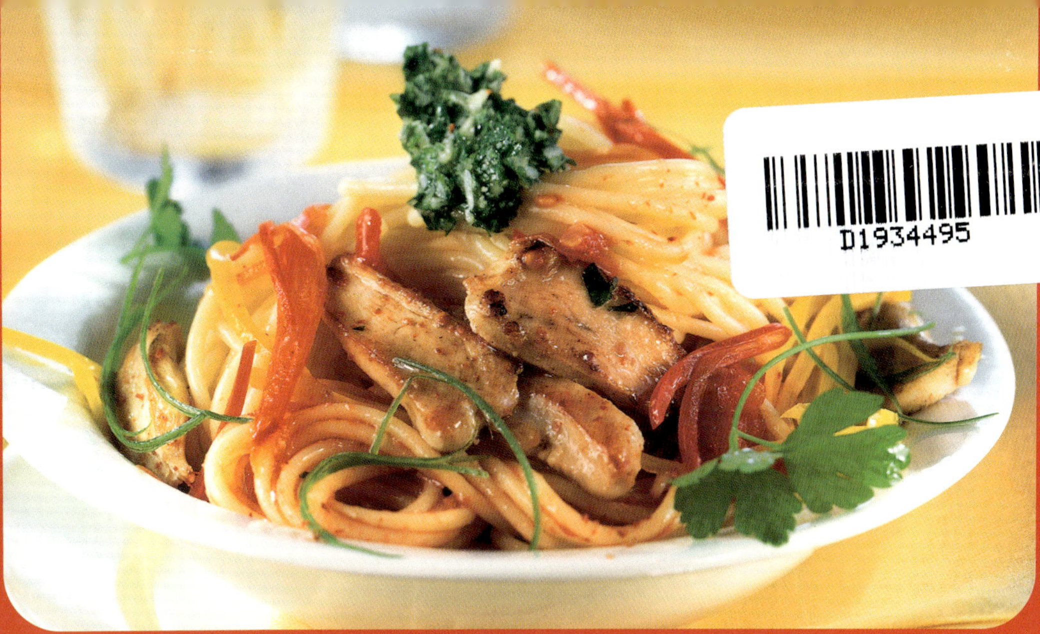

gesund essen

Schlank ab 40

AUTOREN: DR. IRENE KÜHRER, ELISABETH FISCHER
FOTOS: STUDIO L'EVEQUE

Inhalt

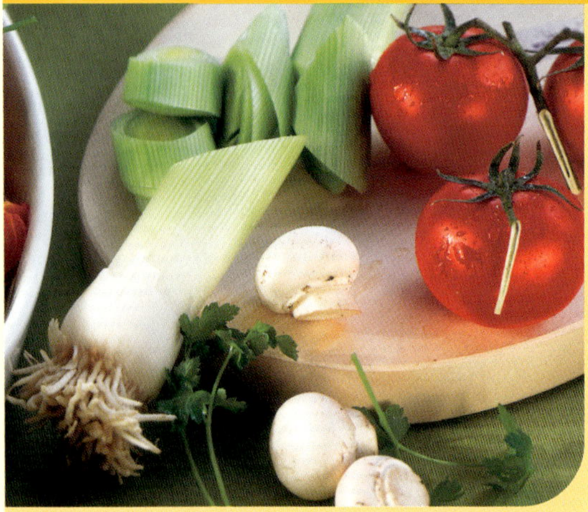

SCHLANK UND FIT AB 40

REZEPTE 24

Frühstück, Drinks & Power-Snacks

Salate

Suppen

Hauptgerichte Pasta

Hauptgerichte vegetarisch

Hauptgerichte mit Fisch

Hauptgerichte mit Geflügel

Desserts

ZUM NACHSCHLAGEN

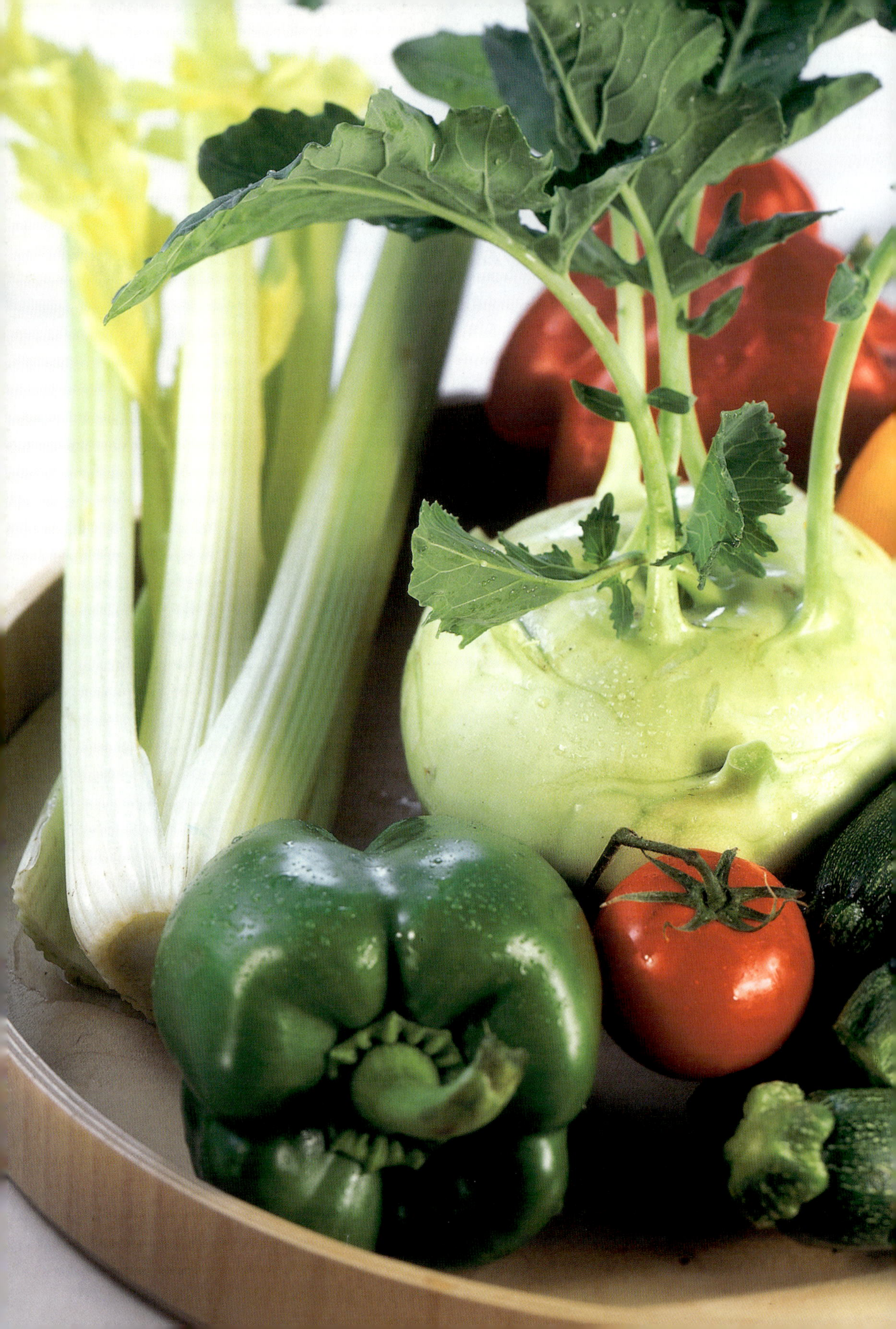

Schlank und fit ab 40

Irgendwie abnehmen reicht nicht!

Schlank werden und schlank bleiben, eine gute Figur machen und dabei energiegeladen sein, frisch aussehen mit glatter Haut – der Wunschtraum jeder Frau.

Doch das funktioniert nur, wenn Sie Ihrem Körper auch alles geben, was er braucht – mit einer maßgeschneiderten Ernährung. Die Rezepte in diesem Buch entsprechen den gesteigerten Ansprüchen, die Ihr Organismus jetzt an die Ernährung stellt – er verlangt von allem das Beste.
Ab 40 nimmt die Hormonproduktion im Körper ab, und die Belastung durch freie Radikale steigt. Diese beiden Faktoren gelten als Hauptursache für den Rückgang der Vitalität, die schleichende Gewichtszunahme und die nachlassende Elastizität von Haut und Bindegewebe. Doch durch »richtiges« Essen können Sie diesem Prozess wirksam und sichtbar begegnen. Essen Sie sich jung und schön, es schmeckt köstlich!
Wenn Sie gezielt abnehmen wollen, hilft Ihnen unser Stufenprogramm, das Sie flexibel gestalten können.

Sie sind jung – so jung wie Ihre jüngste Zelle

Stellen Sie sich vor, eine Freundin, die Sie über 3 Monate nicht gesehen haben, kommt zu Besuch. Sie können davon ausgehen, dass sich dabei zwei vollkommen »neue« Menschen begrüßen werden. Denn in 100 Tagen erneuern sich alle Zellen unseres Körpers – bis auf die von Knochen und Gehirn. Sie lassen sich Zeit. So dauert es zum Beispiel 7 Jahre, bis das Knochengerüst völlig umgebaut ist.
Alle Zellen haben diese Kraft zur Erneuerung – egal, wie alt Sie sind! Nutzen Sie die unermüdliche Aktivität Ihres Organismus und schlagen Sie den Jahren ein Schnippchen. Bringen Sie den Zellstoffwechsel mit diesem »Schlank-ab-40«-Programm auf Touren: Nach wenigen Wochen sehen Sie jünger aus, fühlen sich frisch und munter.

Wenn Zellen müde werden

Das Älterwerden beginnt nicht mit den ersten Fältchen im Gesicht, einigen grauen Strähnchen im Haar und ein paar Kilos zu viel. Dies sind nur die äußeren Zeichen eines Prozesses, der sich im Laufe der Jahre unmerklich in der kleinsten Einheit unseres Körpers, der Zelle, abspielt.
Alle Zellen teilen sich ständig, ein Leben lang. Haut, Blutgefäße, Muskeln, Knochen – sämtliche Gewebe werden ununterbrochen erneuert. Was sich allerdings mit der Zeit ändert, ist die Geschwindigkeit, mit der diese Erneuerung stattfindet. Beschleunigt ist die Zellteilung in der Wachstumsphase in Kindheit und Jugend, im Erwachsenenalter nimmt die Geschwindigkeit der Zellteilung genetisch bedingt ab. Da weniger junge Zellen nachkommen, müssen nun die älteren Zellen alle Aufgaben übernehmen. Durch die längere Lebensdauer etwas müde geworden, bilden sie aber zum Beispiel schwächeres Bindegewebe, produzieren weniger Hormone.

Jetzt beginnen die besten Jahre

Aber Sie sind dem nicht hilflos ausgeliefert, denn die Zellaktivität wird nicht ausschließlich von einem genetischen Plan diktiert. Sie können eingreifen und den Zahn der Zeit aufhalten, genau dort, wo das Älterwerden beginnt: in der Zelle. Sie haben es auf dem Teller!
Körperzellen sind immer hungrig und dabei äußerst anspruchsvoll – das Beste ist ihnen gerade gut genug. Verständlich bei der Schwerstarbeit, die sie leisten. Zellen brauchen die richtigen Aufbaustoffe, damit sie sich munter und ungestört teilen können. Dazu genügend Schutzstoffe, um freie Radikale abzuwehren. In Verbindung mit regelmäßiger Bewegung kann optimal ausgewählte Nahrung diese Bedürfnisse stillen. Sie muss hoch konzentriert Vitamine, bioaktive Substanzen und Mineralstoffe liefern. Gleichzeitig sollte die Kombination der Energie liefernden Nährstoffe Eiweiß, Kohlenhydrate und Fett optimal sein. Die Übersicht auf Seite 12/13 zeigt, welche Nahrungsmittel diese Schutzstoffe in konzentrierter Form enthalten.

➤ Freie Radikale attackieren die Zelle

Freie Radikale sind Atome oder Moleküle mit einem oder mehreren ungepaarten Elektronen. Stellen Sie sich unter einem ungepaarten Elektron eine scharfe Tigerkralle vor, die nur darauf wartet zuzupacken. Freie Radikale entstehen bei jedem Stoffwechselvorgang und sind bis zu einem gewissen Grad nützlich. Sie machen zum Beispiel Viren unschädlich. Bedenklich wird es, wenn durch falsche Ernährung, Stress, Alkohol, Nikotin und Umweltbelastungen verstärkt freie Radikale gebildet werden.

Diese Überschwemmung bewirkt, dass sich freie Radikale auf gesunde Zellen stürzen. Sie beschädigen Zellwände, behindern die Zellerneuerung und lösen bleibende Fehlinformationen am genetischen Code aus. Das beschädigte Erbgut wird nun millionenfach an neue Zellen weitergegeben. Die Auswirkungen reichen von früher Alterung, ausgeprägten Falten bis hin zu Herzinfarkt und Krebs.

Ab 40 brauchen Sie mehr Vitalstoffe

Unser Körper verfügt über verschiedene, wirkungsvolle Mechanismen, um die freien Radikale zu neutralisieren. Optimal aktivieren kann er diese aber nur, wenn mit der Nahrung genügend Abwehrstoffe aufgenommen werden. Richtige Schutzengel gegen freie Radikale sind die Vitamine E, C und A. Dazu bioaktive Pflanzenstoffe, besonders die Flavonoide. Sie alle wirken antioxidativ, das heißt sie heften sich an die »Tigerkrallen« und setzen die freien Radikale außer Gefecht. Das ehemals gefährliche Radikal bildet dann beispielsweise mit Vitamin E ein friedlich Händchen haltendes Paar und kann problemlos abgebaut werden.

Neben den Vitalstoffen aus der Nahrung fangen auch körpereigene Enzyme die freien Radikale ein und machen sie unschädlich. Aber bereits im Alter von etwa 40 Jahren lässt diese körpereigene Produktion nach. Die Folge: Im Körper sind mehr freie Radikale unterwegs. Die Bedrohung der Zellen steigt um ein Vielfaches. Da die Zellen sich in diesem Alter langsamer teilen, sind sie der Übermacht der freien Radikale auch noch länger ausgesetzt. Damit steigt der »oxidative Stress«, so nennt die Wissenschaft diese Entwicklung. Die Medizin sieht darin eine Hauptursache des Alterungsprozesses.

Keine Panik, gerade an diesem zentralen Punkt können Sie aktiv eingreifen: Die Gerichte in diesem Buch enthalten unter anderem viel Eisen, Selen, Mangan, Zink und Kupfer. Sie tragen dazu bei, dass der Zellschutz verstärkt wird und mehr Enzyme produziert werden, die die freien Radikale neutralisieren. Und dank ihrer Extraportion an Vitaminen und sekundären Pflanzenstoffen vereiteln sie die Attacken freier Radikale.

Mehrfach-Schutz durch Vitamine

Wie komplex Schutzmechanismen wirken, zeigen die Aufgaben der Vitamine E, C und A deutlich: Vitamin E schützt die Lipide (Fette), sorgt so für intakte Zellwände und verhindert Veränderungen im Erbgut. Darüber hinaus ist es ein wirksamer Radikalenfänger im Unterhautgewebe, in den Muskeln und in der Zelle. Es stoppt den Alterungsprozess, indem es die Gefäßverkalkung hemmt. Vitamin C wirkt gleich doppelt: Zum einen macht es verbrauchtes Vitamin E wieder fit für den Kampf gegen freie Radikale. Zum anderen geht es selbst gegen diese vor. Vitamin A regt die Enzymproduktion für den Zellschutz an.

Die biologische Uhr zurückdrehen – mit Phytoöstrogenen und Eiweiß

Hormone sind die Botenstoffe der Jugend! Neben der Abwehr zerstörerischer freier Radikale bildet der natürliche Hormonspiegelausgleich die zweite Säule unseres »Schlank-ab-40«-Programms. Hormone, besonders Östrogene, aber auch Melatonin und das Wachstumshormon Somatotropin verzögern das Älterwerden und halten jung. Diese Botenstoffe docken an der Zelle an und lösen dadurch eine Vielzahl von Stoffwechselvorgängen aus, welche die Zellteilung anregen und zur raschen Zellerneuerung führen. So regulieren zum Beispiel Östrogene, die weiblichen Sexualhormone, den Aufbau von Haut, Bindegewebe und Knochen. Somatotropin stimuliert den Fettabbau und regt die Bildung straffer Muskeln an. Melatonin ist der Wächter der Regenerationsphase, fördert den Schlaf und schützt die Zellen.

Netzwerk für die Zellerneuerung

Ab 40 können Sie die positiven Seiten der bisher gewonnenen Lebenserfahrung in vollen Zügen genießen. Sie sind selbstbewusster geworden, stehen zu Ihren Bedürfnissen und wollen diese nicht nur träumen, sondern auch in die Tat umsetzen. Ab 40 lässt aber auch die körpereigene Hormonproduktion nach, zunächst unmerklich. Wenn Sie jetzt nicht bewusst gegensteuern, wird die Haut trockener, die Fältchen nehmen zu, Cellulite nervt und Fettpölsterchen bilden sich leichter. Auch Schlaf- und Konzentrationsstörungen können auftreten, und die Vitalität lässt nach. Aber abnehmende Hormonspiegel müssen keine dramatischen Veränderungen auslösen, weder körperlich noch seelisch. Die Natur hat es bestens eingerichtet und die jung haltenden Hormone untereinander perfekt vernetzt: Erhöht sich die Konzentration des Östrogens im Blut, ziehen die anderen Hormone mit und arbeiten in einer konzertierten Aktion an der Regeneration Ihrer Zellen.

Östrogene können durch Phytoöstrogene aus natürlichen Lebensmitteln ersetzt werden. In Kombination mit dem richtigen Eiweiß regen diese die Produktion des Wachstumshormons an. Mehr Wachstumshormon wiederum steigert in Verbindung mit einem gesunden Lebensstil die Bildung von Melatonin.

Phytoöstrogene – schöne Haut und starkes Herz

Phytoöstrogene sind sekundäre Pflanzenstoffe, die in ihrem Aufbau den körpereigenen Hormonen gleichen und darum im weiblichen Organismus deren Funktionen übernehmen können. Vor allem in Sojaprodukten sind die verjüngenden Phytoöstrogene enthalten. Frauen profitieren ganz besonders, wenn sie den Hormonspiegel ab 40 natürlich durch den Verzehr von Sojaprodukten ausgleichen. Die pflanzlichen Hormone helfen, dass festeres Bindegewebe gebildet wird, Cellulite abnimmt, die Haut dichter, elastischer und besser durchblutet wird und der Teint rosig frisch strahlt. Auch volleres, glänzen-

des Haar und starke Nägel sind den pflanzlichen Hormonen zu verdanken.
Aber nicht nur die Attraktivität, auch die Gesundheit profitiert von einem regelmäßigen Konsum phytoöstrogenreicher Lebensmittel. Herz und Blutgefäße werden geschützt, erhöhte Blutfettwerte sinken und der Knochenabbau wird verlangsamt. Darüber hinaus schützen Phytoöstrogene vor Brust- und Prostatakrebs, in Verbindung mit anderen bioaktiven Pflanzenstoffen sogar vor Dickdarmkrebs. Auch Wechseljahresbeschwerden wie Hitzewallungen oder Schlafstörungen verabschieden sich.
Erfahrungsgemäß fällt es Frauen am leichtesten, ihren Bedarf an Phytoöstrogenen mit Sojamilch zu decken. 250 ml sind schnell geschluckt: in mehreren kleinen Portionen über den Tag verteilt oder auf einmal. Vielleicht müssen Sie sich erst an den leicht bohnigen Geschmack der Sojamilch gewöhnen. Aber bestimmt ist auch bei Ihnen die tägliche Ration Sojamilch schon nach kurzer Zeit ein fester Bestandteil Ihres Tagesablaufs – vor allem angesichts der positiven Effekte dieses verjüngenden Schlückchens. Ebenso tragen Sojajoghurt mit Früchten oder mit Räuchertofu belegte Brote zur Versorgung mit Phytoöstrogenen bei.

➤ Einfaches Rezept, große Wirkung – täglich ein Glas Sojamilch

250 ml Sojamilch, 250 g Sojajoghurt oder 250 g Tofu pro Tag und Sie werden nach 6 bis 8 Wochen einen deutlichen Hormoneffekt verspüren: Die Haut speichert mehr Flüssigkeit und wird straffer. Die Schleimhäute sind besser durchblutet, und Trockenheit verschwindet. Sie werden leistungsfähiger und können sich besser konzentrieren. Allerdings ist diese erfreuliche Wirkung nur von Dauer, wenn Sie regelmäßig Sojaprodukte essen.

Übrigens: Auch Leinsamen, Sesam und Hülsenfrüchte enthalten kleinere Mengen der pflanzlichen Hormone und können den natürlichen Ausgleich des Hormonspiegels unterstützen.

➤ Bewegung macht den Hormonen Dampf!

Durch Bewegung werden Östrogene und das Wachstumshormon verstärkt ausgeschüttet. Aber auch Adrenalin und Noradrenalin, zwei weitere Hormone, welche die Fettdepots knacken, werden vermehrt produziert.

Wachstumshormon bringt den Körper in Form

Das Wachstumshormon Somatotropin bestimmt die Verteilung von Fett- und Muskelgewebe. Und zwar ganz im Sinne der schlanken Linie: Somatotropin lockt die Fettsäuren aus ihren Depots und nutzt sie für den Muskelaufbau. Darüber hinaus ist das Wachstumshormon auch bei der Erneuerung von Knochen und Gewebe sowie dem Aufbau einer elastischen Haut tätig. Mit den Jahren wird weniger Wachstumshormon ausgeschüttet – mit spürbaren Folgen: Die Hosen werden eng! Was tun? Bevor Sie resigniert die Kleider eine Nummer größer kaufen, sollten Sie Ihren Speiseplan umstellen und argininreiche Lebensmittel auftischen. Arginin, eine Aminosäure, regt die Hirnanhangdrüse an, wieder verstärkt Wachstumshormone zu produzieren. Arginin steckt in Hülsenfrüchten, Getreide, Nüssen, Samen, Sprossen, Fisch und auch in Sojaprodukten. Diese sind sogar doppelt wirksam, denn auch ihre Phytoöstrogene regen eine verstärkte Ausschüttung des Wachstumshormons an.

Schlanke bleiben länger jung!

Schlau essen bringt Erfolg

Geringerer Kalorienbedarf und sinkende Hormonspiegel sind neben mangelnder Bewegung für die verstärkte Gewichtszunahme ab 40 verantwortlich. Um abzunehmen und das Wunschgewicht zu halten, müssen Sie jetzt erst recht schlau essen und regelmäßig Sport treiben. Nährstoffzusammensetzung und Essgewohnheiten sollten der veränderten Stoffwechsellage entsprechen. Das hört sich komplizierter an, als es ist. Je besser Sie jedoch über Ihren Körper Bescheid wissen, und dieses Buch will Sie dabei unterstützen, umso leichter können Sie Ihren Organismus mit den richtigen Nahrungsmitteln auf schlank und damit auf jung programmieren. Und lecker schmeckt dieses Essen garantiert auch!

Übergewicht rettet die Rentenreform

Übergewicht schmälert nicht nur die Attraktivität, es gefährdet auch die Gesundheit und beschleunigt alle Mechanismen des Älterwerdens. Wer überflüssige Kilos mit sich herumschleppt, zu viel und zu fett isst, versetzt den Organismus in Stress und zwingt ihn ständig zu einem Höchstmaß an Stoffwechselvorgängen. Aufgrund dieser Überbelastung werden mehr freie Radikale gebildet, und diese boykottieren die Zellerneuerung ganz massiv. Ein weiterer Nachteil: Das Übermaß an Fettgewebe hemmt die sowieso schon sinkende Produktion der jung haltenden Hormone.

Letztlich leiden alle Organe, denn sie müssen durch den erhöhten Stoffwechsel ständig auf Hochtouren laufen und nutzen sich frühzeitig ab. Auch Herz-Kreislauf-Erkrankungen, Diabetes, Bluthochdruck und Krebs kommen im Schlepptau des Übergewichts daher.

Hilfe, ich nehme zu, obwohl ich nicht mehr esse!

Plötzlich sind sie da, die Fettpölsterchen. Irgendwie nimmt die ganze Figur üppigere Formen an – was grundsätzlich nicht unattraktiv ist. Aber wenn diese Rundungen ein gewisses Maß überschreiten, voluminös werden und an unpassenden Körperteilen, vor allem am Bauch auftreten, dann fühlen sich viele nicht mehr wohl in ihrer Haut. Auf die Bremse treten, rank, schlank und putzmunter werden – leichter gesagt als getan. Ab dem vierten Lebensjahrzehnt hält sich überflüssiges Fett hartnäckiger.
Da sich die Zellteilung verlangsamt, brauchen wir mit den Jahren weniger Energie und damit auch weniger Kalorien. Grundumsatz nennt man den Kalorienbedarf, der im vollkommenen Ruhezustand notwenig ist, um sämtliche Organfunktionen aufrechtzuerhalten. Ein 20-Jähriger hat zum Beispiel einen Grundumsatz von 1.800 Kalorien, ein 40-Jähriger braucht nur noch 1.600 Kalorien: Was Sie mit 20 also noch problemlos verspeisen konnten, kann ab 40 zu schleichender Gewichtszunahme führen.
Aber nicht nur ein geringerer Kalorienbedarf,

sondern auch hormonelle Veränderungen sind verantwortlich für die üppigeren Formen. Im weiblichen Körper regeln Östrogene zusammen mit Progesteron den Monatszyklus und auch die Zusammensetzung des Körpergewebes. Östrogene straffen die Haut und sorgen für Wassereinlagerungen, Progesteron entwässert und ist für die Speicherung von Körperfett zuständig. Wenn ab 40 die Östrogenproduktion abnimmt, kommt es zu einem Überhang an Progesteron und damit zur verstärkten Bildung von Fettgewebe. Diese im wahrsten Sinn des Wortes schwer wiegende Entwicklung wird noch durch den Rückgang des Wachstumshormons verstärkt. Dieses reguliert den Fetteinbau und den Aufbau von Körpereiweiß.
Ein Teufelskreis entsteht, wenn durch immer größere Fettpolster immer weniger Wachstumshormon gebildet wird und die Fettpolster dadurch stetig wachsen. Eine hormonbewusste Ernährung kann diese Kettenreaktion stoppen.

Männer – der kleine Unterschied

Wenn Männer ab 40 zur Gewichtszunahme neigen, ist nicht unbedingt ein Rückgang des männlichen Geschlechtshormons Testosteron im Spiel. Testosteron wird bis ins hohe Alter ausgeschüttet. Allerdings sinkt die Menge des aktiven, freien Testosterons im Blut.
Ein ungesunder Lebensstil – Alkohol, Nikotin, Dauerstress, Bewegungsmangel – wirkt sich negativ auf die Bildung dieses Hormons aus. Und sollte wirklich ein Testosteronmangel vorliegen, kann das Beschwerden wie Hitzewallungen, Schlaf- und Lustlosigkeit auslösen und verstärken.
Mit dem Rückgang von Wachstumshormon und Melatonin sowie den bekannten Folgen, wie die Zunahme von Fettgewebe, werden auch Männer konfrontiert und können dem durch eine gezielte Ernährung und Änderungen ihres Lebensstils begegnen. Was kaum einer weiß: Auch Männer brauchen Östrogene. Sie sollten ebenfalls zu phytoöstrogenreichen Sojaprodukten greifen, um Gefäße und Knochen zu schützen und Prostatakrebs vorzubeugen. Darüber hinaus sind die Phytoöstrogene für die Fruchtbarkeit zuständig und gemeinsam mit Testosteron für ein erfülltes Sexualleben verantwortlich. Bei Frauen werden die Östrogene vor allem in den Eierstöcken und in geringem Maße auch im Fettgewebe gebildet. Bei den Männern findet die Östrogenproduktion in den Hoden statt, Ausgangssubstanz ist Testosteron. Mit zunehmendem Alter kann es zu Störungen bei diesem Umwandlungsprozess kommen. Dann können auch Männer an einem Östrogenmangel leiden! Typische Anzeichen dafür sind zum Beispiel Gelenkschmerzen, Gedächtnisstörungen und Muskelverspannungen.

➤ Trainierte Muskeln verbrennen mehr Kalorien

Werden Muskeln nicht regelmäßig durch ein Mindestmaß an Bewegung und Anstrengung herausgefordert, verliert der Körper ab dem 40. Lebensjahr pro Jahr 250 g aktive Muskelmasse und sammelt dafür 500 g schlaffes Fett an – vollkommen unabhängig von der Ernährung! Gegen diese Entwicklung können Sie vorgehen! Bereits leichtes Krafttraining baut die Muskulatur auf: Mehr Muskeln verbrauchen mehr Sauerstoff und verbrennen mehr Fett. Mit der größeren Muskelmasse steigt auch der Grundumsatz im Ruhezustand, es werden insgesamt mehr Kalorien verbraucht! Für den Fettabbau ist Ausdauertraining besonders wirksam. Nach 30 Minuten Bewegung geht es ans Eingemachte – die Fettpölsterchen. Einmal in Gang gekommen, stoppt der Verbrennungsprozess nicht bei Trainingsende. Noch Stunden danach wird Fett abgebaut.

Natürlicher Synergieeffekt – eins und eins ist mehr als zwei

Was schön und schlank macht, hält auch gesund und umgekehrt. Im natürlichen Verbund wirken sie am besten: Vitamine, bioaktive Pflanzenstoffe und Mineralstoffe steigern sich gegenseitig in ihrer Wirkung. So heizt zum Beispiel Vitamin C die Fettverbrennung an und beugt Herzinfarkt vor. Dazu neutralisiert es auch freie Radikale, die durch eine oxidative Kettenreaktion zu vorzeitiger Hautalterung führen. Vitamin C fördert die Durchblutung und baut in Zusammenarbeit mit Phytoöstrogenen stabiles Kollagen auf. Das strafft das Bindegewebe und sogar Cellulite bessert sich deutlich.

SYNERGIEEFFEKTE

Wirkstoff	Gesundheitseffekt
Vitamin A	Unterstützt die Abwehr freier Radikale, schützt vor vorzeitigem Altern, erhöht die Sehkraft.
B-Vitamine	Stärken die Nerven und fördern die Blutbildung.
Vitamin C	Schützt die Zellen, fördert Hormonbildung, Knochenaufbau und Blutbildung. Erhöht die Eisenaufnahme, steigert die Abwehrkräfte, schützt die Gefäße und reaktiviert verbrauchtes Vitamin E.
Vitamin E	Schützt die Zellwände sämtlicher Gewebe vor freien Radikalen, stoppt die Gefäßverkalkung.
Folsäure	Fördert die Zellerneuerung und in Verbindung mit Vitamin B 12 auch die Blutbildung.
Eisen	Unterstützt die Produktion zellschützender Enzyme, wirkt Blut bildend und steigert die Abwehrkräfte.
Kupfer	Stärkt das Herz-Kreislauf- und das Nervensystem, fördert die Bildung des roten Blutfarbstoffs Hämoglobin und die Produktion zellschützender Enzyme, unterstützt die Knochengesundheit.
Selen	Schützt das Erbgut der Zelle, kann Krebserkrankungen vorbeugen, steigert die Abwehrkräfte.
Mangan	Fördert die Produktion zellschützender Enzyme sowie den Aufbau von Knochen und Knorpeln.
Zink	Unterstützt die Produktion zellschützender Enzyme, aktiviert die Abwehrzellen im Kampf gegen Viren und Bakterien.
Phytoöstrogene	Schützen das Herz und die Knochengesundheit, können Brustkrebs und Prostatakrebs vorbeugen und Wechseljahresbeschwerden mildern.
Bioaktive Pflanzenstoffe	Schützen vor freien Radikalen und können Krebserkrankungen vorbeugen, wirken entzündungshemmend und verdauungsfördernd. Tragen zur Senkung von Cholesterin- und Blutzuckerspiegel bei und stärken die Abwehrkräfte.

Schönheitseffekt	Schlankheitseffekt	Enthalten in
Fördert die Neubildung und den Schutz von Haut- und Schleimhautzellen, kräftigt Haare und Zähne.		Möhren, Paprika, Brokkoli, Wirsing, Kürbis, Tomaten, Spinat, Feldsalat, Fenchel, Lauch, Staudensellerie, Spargel, Mango, Aprikosen.
Halten die Haut geschmeidig, verhindern spröde Lippen und kräftigen die Haare.	Unterstützen die Energiegewinnung aus Kohlenhydraten, Fett und Eiweiß. Fördern die Körperkoordination.	Vollkornprodukten, Hefe, Bananen, Milch, Eiern, Hülsenfrüchten.
Unterstützt gemeinsam mit den Phytoöstrogenen den Aufbau von straffem Bindegewebe.	Regt die Fettverbrennung und die Hormonbildung an, vor allem von Wachstumshormon und Noradrenalin, die beide den Fettabbau steuern.	Zitrusfrüchten, Beeren, Kiwi, Papaya, Tomaten, roten Paprika, Fenchel, Kohl, Spinat, Feldsalat, Petersilie.
Schützt vor vorzeitiger Hautalterung und vor UV-Strahlung.		kaltgepressten Ölen, Weizenkeimöl, Nüssen, Samen, Avocado, Paprika, Wirsing.
Schützt vor vorzeitiger Hautalterung.		grünem Blattgemüse, Vollkornbrot, Erbsen, Linsen, Bohnen, Brokkoli, Paprika, Gurke, Tomate, Kohl.
Regt die Aktivität von Haut- und Schleimhautzellen an. Kräftigt das Haar und stärkt die Fingernägel.		Fleisch, Geflügel, Sesam, Hafer, Hülsenfrüchten, Fenchel, Spinat, Möhren, Erd- und Johannisbeeren.
Fördert einen gleichmäßigen Teint und stärkt die Widerstandsfähigkeit der Haut.	Regt die Energiegewinnung in den Zellen an und fördert die Kondition.	Seefisch, Geflügel, Fleisch, Vollkornbrot, Haferflocken, Hülsenfrüchten, Hasel- und Paranüssen.
Schützt vor Faltenbildung.	Aktiviert das Schilddrüsenhormon und regt so den Stoffwechsel an.	Fisch, Eigelb, Fleisch, Getreide, Nüssen.
Fördert den Aufbau von straffem Bindegewebe.	Regt den Fettabbau an und unterstützt die B-Vitamine im Kohlenhydrat- und Fettstoffwechsel.	Soja- und Vollkornprodukten, Hülsenfrüchten, Nüssen, Roter Bete, Johannis- und Heidelbeeren.
Fördert die Zellerneuerung, beschleunigt die Zellteilung und verbessert die Hautgesundheit.	Erhöht die sportliche Leistungsfähigkeit und trägt zum Fettabbau bei.	Geflügel, Fleisch, Emmentaler, Edamer, Weizenkeimen, Hafer, Vollkornprodukten, Hülsenfrüchten, Brokkoli.
Sorgen dafür, dass mehr Feuchtigkeit in die Haut eingelagert wird. So wird die Haut glatter und dichter und das Bindgewebe straffer, Cellulite nimmt ab. Kräftigen Haare und Fingernägel.	Wirken der Fettspeicherung entgegen und regen die Produktion des Wachstumshormons an.	Sojamilch, Sojajoghurt, Tofu, Leinsamen, Sesam, Hülsenfrüchten.
Erhöhen die Widerstandsfähigkeit der Haut, beugen frühzeitiger Hautalterung vor und fördern die Wundheilung.		Gemüse (besonders Kohl), Knoblauch, Zwiebeln, Getreide, Hülsenfrüchten, Obst (besonders Beeren), Nüssen, Samen, Sojaprodukten, Ingwer.

Die besten Nährstoffe – gut kombiniert

Werden Sie äußerst wählerisch, gerade was das Essen betrifft. Eiweiß ist nicht gleich Eiweiß, Fett kann jung und gesund halten, bei den Kohlenhydraten gibt es gute und schlechte. Werden wertvolle Nährstoffe richtig kombiniert, wird das Essen nicht zur Gefahr für die schlanke Linie. Es bedroht dann nicht länger Ihre Attraktivität, sondern wird zusammen mit körperlicher Bewegung die wichtigste Verbündete, um schlank und fit zu bleiben.

Eiweiß, leicht und gut verwertbar

Eiweiß ist der wichtigste Baustoff für Zellen und Gewebe. Eiweiß und körperliche Bewegung wirken dem Muskelabbau und damit einer schleichenden Gewichtszunahme entgegen. Wählen Sie leichtes Geflügel und fettarme Milchprodukte. Davon können Sie üppige Portionen verspeisen, ohne dass die Fettfalle zuschnappt.

Bei Seefisch sieht die Sache anders aus: Seine ungesättigten Fettsäuren sind unverzichtbar für die Gesundheit. Damit auch von diesem wertvollen Eiweißlieferanten garantiert große Stücke auf den Teller kommen und die schlanke Linie erhalten bleibt, sind unsere Fischrezepte fettarm, dafür aber mit viel Gemüse zubereitet.

Auch das Eiweiß aus pflanzlichen Lebensmitteln wird – entsprechend kombiniert – vom Organismus zu 100 Prozent verwertet. Wir empfehlen, bei den Mahlzeiten Hülsenfrüchte und Vollkornprodukte zu kombinieren. Essen Sie beispielsweise Linseneintopf mit Vollkornbrot oder Kartoffeln mit Ei, Vollkorn- und Milchprodukten. Der Vorteil solcher pflanzlichen Eiweißkombinationen ist ihre hohe Nährstoffdichte: sie stecken voller Mineral- und Ballaststoffe, Vitamine und bioaktiver Pflanzenstoffe, besonders Phytoöstrogene.

➤ Bausteine des Lebens

Das mit dem Essen aufgenommene Eiweiß wird bei der Verdauung in seine kleinsten Bestandteile, die Aminosäuren, aufgespalten. Sie werden über das Blut zu den Zellen transportiert und dort in körpereigene Eiweiße umgebaut. Diese übernehmen im Körper wichtige Aufgaben: Sie dienen zum Beispiel als Baustoff für Hormone oder sind als Struktureiweiß für straffes Bindegewebe und eine schöne, glatte Haut verantwortlich. In Form von Immunglobulinen ist körpereigenes Eiweiß Teil des Immunsystems und wehrt Krankheitserreger ab. Auch die Enzyme, die vor freien Radikalen schützen, gehören zu den Eiweißstoffen. Mit unseren Rezepten verspeisen Sie reichlich Aminosäuren, die von innen heraus schön machen. So zum Beispiel Carnosin – nicht zu verwechseln mit Carnitin –, das besonders in Fisch steckt und Haut und Bindegewebe jung hält.

➤ Schlechte Kohlenhydrate machen dick

Werfen Sie nicht alle Kohlenhydrate in einen Topf! Zucker, Süßigkeiten, Kuchen, Weißmehlprodukte, Salzgebäck und Limonade haben einen hohen glykämischen Index und damit gleich alle Kohlenhydrate als Dickmacher in Verruf gebracht. Denn die Kohlenhydrate aus diesen stark verarbeiteten Produkten werden vom Organismus blitzschnell gespalten und treiben den Blutzuckerspiegel in luftige Höhen. Darauf reagiert die Bauchspeicheldrüse mit einer erhöhten Ausschüttung von Insulin, einem Hormon, das den Fetteinbau vorantreibt. Werden solche Lebensmittel mit hohem glykämischen Index auch noch in Verbindung mit reichlich Fett gegessen, zum Beispiel Sahnetorte oder Salami-Brötchen, geht das nicht spurlos an der Figur vorbei: Sehr viel Insulin kann sehr viel Fett einbauen.

Gute Kohlenhydrate halten schlank

Kohlenhydrate sind unsere wichtigste Energiequelle. Bei »Schlank ab 40« stehen Power-Kohlenhydrate mit niedrigem glykämischen Index auf dem Programm. Lieferanten für diesen Turbo-Kraftstoff sind Vollkornprodukte, Hülsenfrüchte, Obst und Gemüse. Naturbelassene Produkte besitzen einen hohen Ballaststoffanteil und werden langsam aufgespalten. Dadurch halten sie den Blutzuckerspiegel relativ konstant, weniger Insulin schwimmt im Blut, und Fettpölsterchen werden nicht so schnell angelegt. Vor allem dann nicht, wenn sich auch der Fettkonsum in Grenzen hält. Weitere Pluspunkte der Energiebündel mit niedrigem glykämischen Index: Sie enthalten praktisch kein Fett, null Cholesterin und viele Vitamine.

Fleißiges Fett für elastische Gefäße

Ungesättigt müssen sie sein, die Fettsäuren! Nur dann sind sie im Körper aktiv und unterstützen wichtige Aufbau- und Erneuerungsprozesse. Sie werden Teil von stabilen Zellwänden und Hormonen, halten die Gefäßwände glatt, sodass sich keine Verkalkungen festsetzen können, und stärken die Abwehrkräfte. Besonders fleißig sind dabei die einfach ungesättigten Fettsäuren aus Raps- und Olivenöl, die viel Vitamin E enthalten, und die Omega-3-Fettsäuren aus Seefisch und Nüssen. Allerdings kommt es auch beim gesunden Fett auf die Dosis an, denn letztlich entscheidet nach wie vor die Gesamtkalorienzahl des Essens über die schlanke Linie!

➤ Faules Fett

Gesättigte Fettsäuren aus tierischen Produkten – aus Fleisch, Wurst und extrafetten Milchprodukten – werden zwar auch zur Energiegewinnung verbrannt, aber alles Fett, das dabei übrig bleibt, wird in die Fettzellen transportiert und dort gelagert. In der Entwicklungsgeschichte des Menschen war diese Vorratshaltung für Notzeiten durchaus sinnvoll. Heute jedoch haben wir eher mit einem Kalorien-Überfluss zu kämpfen. Darum sollten Sie Ihrer Figur und Gesundheit zuliebe den Konsum fettreicher Lebensmittel, die zudem viel Cholesterin mitbringen, gering halten.

Abnehmen nach Maß –

Ihr individueller Weg zum Wunschgewicht

Es existiert einfach nicht – das Patent-Rezept, um schlank zu werden und zu bleiben. Sie sind einzigartig und brauchen deshalb auch ein individuelles Programm, das Ihrem Esstyp und Lebensstil entspricht. Mit den »Schlank-ab-40«-Rezepten können Sie Ihren ganz persönlichen Bedürfnissen entsprechend abnehmen und sich dabei perfekt mit allen Aufbau- und Schutzstoffen versorgen. Probieren Sie verschiedene Strategien aus und bleiben Sie dann bei der Ess-Taktik, mit der Sie sich am wohlsten fühlen, am leichtesten abnehmen und Ihr Gewicht problemlos halten können.

Eine Reduktionsdiät kann jedoch nur der Startschuss sein. Wenn die ersten fünf Kilos weg sind, steigt das Selbstvertrauen, Sie haben mehr Lust auf Sport, und die Neugier auf neue Gerichte steigt. Dauerhaft können Sie Ihr Wunschgewicht jedoch nur erreichen und halten, wenn Sie Ihre Ernährungsgewohnheiten umstellen. Unsere Rezepte sind die Grundausstattung für Ihre neue »Schlank-und-fit«-Küche.

Erfolg mit dem Stufenprogramm

Kombinieren Sie am besten verschiedene Abnehmstrategien. Erfahrungsgemäß stellt sich der gewünschte Erfolg beim flexiblen Stufenprogramm am besten ein. Ein weiterer Pluspunkt: Durch das Stufenprogramm gewöhnt sich der Organismus nach dem Abnehmen wieder langsam an eine größere Nahrungsmenge, und der Jojo-Effekt wird ausgetrickst.

So funktioniert es: Sie beginnen zum Beispiel mit Stufe 3, dem 2-Wochen-Diät-Programm, gehen dann zu Stufe 2 über und bleiben bei Stufe 1, wenn Sie Ihr Wunschgewicht erreicht haben und stressfrei halten wollen. Wenn Sie mit einem Paukenschlag durchstarten wollen, können Sie auch mit Stufe 4 beginnen. Allerdings nur für 2 oder 3 Tage, dann sollten Sie Ihrem Organismus bereits wieder 1.200 Kalorien pro Tag gönnen, damit die Versorgung mit Vitalstoffen aufrechterhalten bleibt und das Abnehmen nicht auf Kosten des Jungbleibens geht.

Wenn Sie das Stufenprogramm mit dem Dinner-Cancelling (siehe Seite 19) verbinden wollen, essen Sie dreimal pro Woche die letzte Mahlzeit des Tages um 17 Uhr und warten mit dem Frühstück bis 7 Uhr.

➤ Schlankessen ist wie günstig einkaufen

Ideal, wenn Sie möglichst viele Schutz- und Aufbaustoffe für wenige Kalorien bekommen: Vitamine, sekundäre Pflanzenstoffe und Mineralstoffe, dazu hochwertiges Eiweiß, wertvolle Fettsäuren und ballaststoffreiche Kohlenhydrate. Essen mit hoher Nährstoffdichte nennen Ernährungswissenschaftler diese kulinarische Schnäppchenjagd, die langfristig Wohlbefinden und Gesundheit fördert.

Stufe 1: Sie sind mit Ihrem Gewicht zufrieden und wollen so bleiben, wie Sie sind

Schlankessen kann so einfach sein. Kochen und essen Sie sich nach Herzenslust durch unsere Rezepte. Probieren Sie zur Abwechslung pfiffige Menü-Variationen aus Suppe, Salat und Dessert, zum Beispiel Grasgrüne Suppe mit Lachs, Spinat-Salat mit Käsecroûtons und zum Abschluss ein Stückchen Walnuss-Grieß-Kuchen mit Aprikosen. Dieses dreigängige Menü macht Sie zufrieden satt, aber nicht voll, und Sie nehmen damit nur 445 Kalorien zu sich. Haben Sie eher Appetit auf ein üppiges, süßes Hauptgericht und ein wärmendes Süppchen vorneweg? Nur 450 Kalorien liefern die aromatische Gemüsesuppe mit Tofuklößchen, eine Scheibe Vollkornbrot und danach Milchreis mit Pflaumensauce. Da können Sie auch locker eine zweite Portion Suppe essen.
Sie bekommen Gäste, wollen aber Ihre Diät nicht unterbrechen? Ein feines Essen im Kreise lieber Freunde ist kein Problem! Servieren Sie Brokkoli-Salat mit Tomaten-Dressing, gegrillten Schwertfisch mit Paprika-Salsa, dazu Ofenkartoffeln und als Dessert Erdbeer-Tiramisu mit Joghurt-Frischkäse. Macht summa summarum gerade mal 515 Kalorien.

Stufe 2: Sie haben ein paar Kilos zu viel und wollen langsam, aber dauerhaft abnehmen

Wählen Sie pro Tag ein Frühstück (Seite 20) und je ein Gericht aus dem Rezeptteil zum Mittag- und zum Abendessen. Essen Sie dazwischen viel Frisches oder einen der 100-Kalorien-Snacks (Seite 21). Pendeln Sie Ihre tägliche Kalorienaufnahme zwischen 1.600 und 1.800 Kalorien ein. Oder gestalten Sie Ihre Tage nach dem 1.600-kcal-Programm (siehe hintere Umschlagklappe). Orientieren Sie sich am unteren Wert, wenn Sie eine sitzende Tätigkeit ausüben.

➤ Gemüse – davon können Sie nie genug kriegen!

Möhren, Gurke, Stangensellerie, Paprika und Kohlrabi – rohes Gemüse können Sie essen so viel Sie wollen. Ganz egal auf welcher Stufe des »Schlank-und-fit-ab-40«-Programms Sie sich gerade befinden. Kalorienmäßig fällt Gemüse überhaupt nicht ins Gewicht, so haben z. B. 100 g Radieschen nur 20 kcal. Gemüse enthält praktisch kein Fett, dafür punktet es aber mit dem höchsten Gehalt an antioxidativen Schutzstoffen. Knabbern Sie abends vor dem Fernseher süße junge Möhren statt Chips, stillen Sie den kleinen Hunger zwischendurch mit ein paar Paprikastreifen und denken Sie daran, dass jedes Sandwich in Begleitung von Gurkenscheiben und Selleriestangen besser schmeckt.

Sport zwei- bis dreimal pro Woche steigert den Kalorienverbrauch. So wird das Abnehmen zum Genuss und Sie fühlen sich angenehm satt. Wenn Sie Ihr Wunschgewicht erreicht haben, gehen Sie zu Stufe 1 über und stellen langfristig Ihre Ernährung um. Treiben Sie aber weiterhin regelmäßig Sport.

Stufe 3: Sie wollen in 2 Wochen ein paar Kilos abnehmen

Dann ist unser 1.200-kcal-Programm genau richtig für Sie. Einen Wochenplan dafür finden Sie in der vorderen Umschlagklappe. Sie können diesen in der zweiten Woche wiederholen oder sich die Folgewoche mit unseren Rezepten selbst zusammenstellen.
Der Wochenplan versorgt Sie mit allen wichtigen Vitalstoffen. Sie fühlen sich munter und energiegeladen. Reichlich aufbauendes Eiweiß sorgt dafür, dass während der Diät auch wirklich die lästigen Fettpölsterchen und nicht die

➤ Regelmäßig Suppe als Hauptmahlzeit

Machen Sie einmal pro Woche eine unserer »Schlank-durchs-Jahr«-Suppen (Seite 57) zur Hauptmahlzeit. Davon können Sie sogar doppelte Portionen essen, ohne zu viele Kalorien aufzunehmen. Die »Schlank-durchs-Jahr«-Suppen eignen sich auch hervorragend, um Gemüsereste, die sich im Kühlschrank ansammeln, köstlich und sinnvoll zu verwerten. Wenn Sie mal wenig Zeit haben, bereiten Sie die Suppe einfach mit Gemüse und Kräutern aus dem Tiefkühlfach zu.

Energie fressenden Muskeln abgebaut werden. Komplexe Kohlenhydrate lassen Blutzuckerspiegel und Insulinspiegel nur moderat ansteigen und verhindern Heißhungerattacken. Reichlich Ballaststoffe sorgen für eine gute Verdauung und binden Schadstoffe im Darm. Bauen Sie als Zwischenmahlzeit auch frisches Obst – gemischt mit Naturjoghurt – ein.

Stufe 4: Einmal pro Woche, für den Tag nach dem Sündenfall und für eilige Abnehmer

Diese Stufe können Sie ganz flexibel einsetzen. Sie sind mit Ihrem Gewicht fast zufrieden und haben Ihre Essgewohnheiten bereits auf Stufe 1 umgestellt, aber das eine kleine Kilo soll noch weg. Dann legen Sie doch einmal pro Woche einen »Suppe-und-Salat«-Tag mit 600 bis 800 Kalorien ein. Die Tagespläne dazu finden Sie in der hinteren Umschlagklappe.
Oder Sie haben bei einem Festessen richtig zugeschlagen, von der Leberpastete bis zur Mousse au chocolat. Nicht verzweifeln, Genießen ist vollkommen in Ordnung! Sie müssen sich nicht bestrafen, alles hinwerfen und in die alten Essgewohnheiten zurückfallen. Damit die schlanke Linie nicht baden geht, machen Sie eben als Rettungsanker einen »Suppe-und-Salat«-Tag.
Auch das ist möglich: Nur noch 4 Tage bis zum Urlaub und der Bikini zwickt an den Hüften? Dann können Sie ein kurzes »Suppe-und-Salat«-Programm einlegen. Länger als 2 bis 3 Tage sollten Sie dieses Programm aber nie durchführen: Die großen Portionen Gemüse versorgen Sie zwar gut mit Vitaminen, aber die Eiweißaufnahme hält sich in Grenzen. Wenn Sie das als Blitzdiät gedachte »Suppe-und-Salat«-Programm länger durchführen, wird körpereigenes Eiweiß abgebaut. Ihre Muskelmasse schrumpft und verbrennt weniger Kalorien – das schadet auf die Dauer der Figur!

➤ Kalorienfalle neues Geschirr

Große Teller sind total in – und wunderschön anzusehen. Aber Vorsicht! Auf die einladenden Pastateller und die riesigen, flachen Teller passt auch sehr viel mehr Essen, ohne dass diese Portionen besonders üppig wirken.

Sie wollen viel abnehmen – sprechen Sie vorher mit Ihrem Arzt

Auch zum Abnehmen bei starkem Übergewicht eignen sich die »Schlank-ab-40«-Rezepte. Sprechen Sie aber mit Ihrem Arzt, bevor Sie mit einem langfristigen Abnehm-Programm beginnen. Er wird nach einem Gesundheitscheck inklusive Analyse der Blutwerte mit Ihnen zusammen die optimale Vorgehensweise festlegen.

Jungbrunnen Schlaf –

traumhaft aufbauend

Nachts schaltet der Körper auf Entspannung. Der Blutdruck sinkt, der Herzschlag verlangsamt sich, und der ganze Organismus begibt sich in einen erholsamen Kurzurlaub. Das Stresshormon Cortisol wird gebremst und Melatonin, ein weiteres Hormon der Hirnanhangdrüse, übernimmt die Schlafsteuerung. Durch das Zusammenspiel von Melatonin und ausreichend Wachstumshormon können viele Reparatur- und Regenerationsarbeiten an den Zellen stattfinden. Tagsüber sind diese Mechanismen durch Muskelarbeit und die Bereitstellung von Energie blockiert. Melatonin ist nicht nur für den Schlaf-Wach-Rhythmus wichtig, es beeinflusst auch das Immunsystem und fördert vor allem den Abbau der freien Radikale.
Auch die Bildung von Melatonin nimmt mit den Jahren ab. Durch den richtigen Eiweißstoff, Tryptophan, kann sie aber wieder verstärkt werden. Dabei nimmt das Tryptophan einen leichten Umweg, aber dieser ist nur von Vorteil: Tryptophan regt die Bildung des so genannten Glückshormons Serotonin an. Das wiederum ist der Stoff, aus dem das Schlafhormon aufgebaut wird. Die Lebensmittel mit einem hohen Tryptophangehalt sind Sojaprodukte, Hülsenfrüchte, Getreide, Nüsse, Samen, Sprossen und Fisch.

➤ Langschläfer sind schlanker

Wer nur 5 bis 6 Stunden schläft, ist um bis zu 50 Prozent stärker von Übergewicht bedroht als alle, die 7 bis 9 Stunden im Bett verbringen. Grund dafür: Bei Schlafentzug, wird mehr Ghrelin gebildet. Dieses Hormon steigert den Appetit. Gleichzeitig wird weniger Leptin ausgeschüttet, das Hormon, das dem Gehirn ein angenehmes Sättigungsgefühl vermittelt und die Lust aufs Essen bremst.

Im Schlaf abnehmen

Dinner-Cancelling ist eine praktikable Methode, um abzunehmen und das Gewicht zu halten. Das Abendessen wird dabei um 17 Uhr eingenommen und erst am nächsten Morgen ab 7 Uhr gefrühstückt. Diese 14-stündige Fastenzeit löst eine Reihe von schlank und jung haltenden Mechanismen im Organismus aus.
Der Essensstop ab dem frühen Abend steigert die Ausschüttung des Wachstumshormons, wodurch mehr Fettgewebe in Muskelgewebe umgebaut wird. Da die anstrengende Verdauungsarbeit am späten Abend wegfällt, kann sich der Körper auf die anstehenden Erneuerungs- und Reparaturarbeiten konzentrieren. Diese können ungestört ablaufen, denn im »beruhigten« Stoffwechsel entstehen weniger freie Radikale. Schon wenn Sie zwei- bis dreimal pro Woche das Abendessen ausfallen lassen, wirkt sich das günstig auf Ihr Körpergewicht und Ihr Wohlbefinden aus! Sie wachen ausgeruhter auf und haben mehr Energie.

Grundrezepte für 1200-Kalorien-Tage

und Suppe-Salat-Tage

Für diese Rezepte brauchen Sie nur wenige Grundzutaten, die Sie auch gut einige Tage im Voraus kaufen können. Toasts und Brötchen können Sie auf Vorrat einfrieren. Frisches Gemüse können Sie ganz nach Jahreszeit, Lust und Laune variieren. Legen Sie sich auch einen kleinen Vorrat an tiefgekühlten Beeren an – für Drinks, Fruchtjoghurt und Müsli. Langeweile kommt garantiert nicht auf. Alle Rezepte sind für 1 Person berechnet.

Frühstücksideen

Ei-Frühstück

1 Ei weich kochen. 1 Vollkornbrötchen halbieren und die Hälften mit 50 g Hüttenkäse (Magerstufe) bestreichen. Mit 1 EL Schnittlauch bestreuen und mit einigen Gurkenscheiben, Paprikastreifen oder Tomatenscheiben belegen. Zum Ei servieren.
Nährwerte: ca. 250 kcal, 8 g Fett, 26 g Kohlenhydrate, 19 g Eiweiß

Früchte-Müsli

150 g Früchte (Apfel, Birne, Pfirsich, Ananas, Beeren – keine Banane) waschen, bei Bedarf schälen und in kleine Stücke schneiden. Mit 150 g Sojajoghurt oder fettarmem Joghurt verrühren. 1 TL Honig und 2 EL Haferflocken unterziehen.
Nährwerte: ca. 225 kcal, 4 g Fett, 37 g Kohlenhydrate, 9 g Eiweiß

Schinken-Toast

2 Scheiben Vollkorntoast rösten. 3 EL Magerquark mit 1 TL Senf verrühren. Die Toasts mit der Creme bestreichen. Mit 50 g magerem Schinken und mit einigen Gurkenscheiben, Tomatenscheiben oder in Ringe geschnittenen Selleriestangen belegen.
Nährwerte: ca. 225 kcal, 3 g Fett, 27 g Kohlenhydrate, 20 g Eiweiß

Beeren-Joghurt-Drink

100 ml Orangensaft mit 50 g Beeren (frisch oder tiefgekühlt), 150 g Sojajoghurt oder fettarmem Joghurt, 2 EL Haferflocken und 1 TL Honig im Mixer oder mit dem Zauberstab fein pürieren.
Nährwerte: ca. 240 kcal, 5 g Fett, 36 g Kohlenhydrate, 11 g Eiweiß

Honig-Frucht-Toast

50 g Magerquark mit 1 TL Honig verrühren. 1 Birne und 2 Aprikosen waschen, schälen, halbieren und entkernen. 1 Mandarine und 1 Kiwi schälen. Alle Früchte in dünne Spalten schneiden. 2 Scheiben Vollkorntoast rösten, mit der Quarkcreme bestreichen und mit den Früchten belegen.
Nährwerte: ca. 220 kcal, 2 g Fett, 37 g Kohlenhydrate, 11 g Eiweiß

Snacks

Energie-Drink

150 ml Orangensaft (ersatzweise Grapefruit- oder Ananassaft) mit 100 ml Mineralwasser, 1 EL Haferflocken und 1/2 TL Honig im Mixer oder mit dem Zauberstab verquirlen.
Nährwerte: ca. 115 kcal, 1 g Fett, 22 g Kohlenhydrate, 3 g Eiweiß

Früchte-Joghurt

100 g Früchte (Apfel, Orange, Birne, Ananas, Mango, Pfirsich, Beeren) waschen, bei Bedarf schälen, entkernen und in kleine Stücke schneiden. Die Fruchtstücke unter 100 g Sojajoghurt oder fettarmen Joghurt heben.
Nährwerte: ca. 120 kcal, 2 g Fett, 21 g Kohlenhydrate, 4 g Eiweiß

Hüttenkäse-Knäcke

1 Scheibe Knäckebrot mit 50 g Hüttenkäse (Magerstufe) bestreichen und mit einigen Tomatenscheiben, Radieschenscheiben oder Paprikastreifen belegen.
Nährwerte: ca. 100 kcal, 1 g Fett, 14 g Kohlenhydrate, 9 g Eiweiß

Variante: Hüttenkäse-Toast mit Schnittlauch:

40 g Hüttenkäse (Magerstufe) mit 1 EL Schnittlauchröllchen und 3 EL fein geschnittenen Gurkenwürfeln vermischen. Mit Pfeffer würzen.
1 Scheibe Vollkorntoast rösten und mit dem Hüttenkäse bestreichen.
Nährwerte: ca. 105 kcal, 2 g Fett, 1 g Kohlenhydrate, 8 g Eiweiß

Obst-Snack

200 g Früchte (z. B. Apfel, Birne, Pfirsich, Orange, Grapefruit, Beeren, Kirschen, Melone, Trauben, Pflaumen, Aprikosen, Mango, Ananas)
Nährwerte: ca. 100 kcal, 1 g Fett, 22 g Kohlenhydrate, 0 g Eiweiß

Gemüse-Snack

Frisches Gemüse können Sie essen so viel Sie wollen.

➤ Beilagen

1 Kartoffel (150 g)
Nährwerte: 105 kcal, 0 g Fett, 22 g Kohlenhydrate, 3 g Eiweiß

50 g Naturreis, roh gewogen
Nährwerte: 175 kcal, 1 g Fett, 37 g Kohlenhydrate, 4 g Eiweiß

60 g Vollkornnudeln (aus Hartweizengrieß, ohne Ei), roh gewogen
Nährwerte: 170 kcal, 1 g Fett, 35 g Kohlenhydrate, 6 g Eiweiß

50 g Couscous, roh gewogen
Nährwerte: 160 kcal, 1 g Fett, 35 g Kohlenhydrate, 5 g Eiweiß

50 g Bulgur, roh gewogen
Nährwerte: 161 kcal, 1 g Fett, 35 g Kohlenhydrate, 5 g Eiweiß

➤ Die Schlank-ab-40-Einkaufsliste

Wie viel von was? Jede Menge Gemüse und Obst, Sojaprodukte, Vollkornbrot, Vollkorn- oder Hartweizengrießnudeln, Getreideprodukte, Hülsenfrüchte – kurzum, natürliche pflanzliche Lebensmittel in Hülle und Fülle. Viele fettarme Milchprodukte. Zwei Mal pro Woche Seefisch, auch kalt, zum Beispiel Räucherlachs oder Makrele. Immer öfter Geflügel, auch in Form von Schinken und Wurstsorten, aber immer von der fettarmen Sorte. Nicht zu viel, aber regelmäßig: kaltgepresste Öle und Nüsse. Etwas kleinere Portionen Käse, dafür bessere Qualität. Frische Kräuter, Gewürze, Knoblauch und Ingwer.

Schlank und fit ab 40 – das interessiert mich auch

Wie viel Sport braucht der Mensch?

Um die Muskelmasse zu aktivieren, reichen pro Woche dreimal 30 Minuten Ausdauertraining, zum Beispiel Joggen. Laufen Sie aber nur so schnell, dass Sie sich dabei unterhalten können. Auch walken ist ideal. Um Muskelmasse aufzubauen, ist dazu zweimal pro Woche leichtes Krafttraining angesagt. Aber nicht übertreiben! 2.000 Kalorien pro Woche durch Sport zu verbrauchen ist ausreichend. Bei 30 Minuten Joggen verbrauchen Sie 376 Kalorien.

Wie bleibt das Gehirn fit?

Gehirnzellen erneuern sich nicht. Aber Sie haben so viele davon, dass die meisten nicht beansprucht werden. Geistig fit halten Sie sich, wenn Sie Neues lernen. Das heißt nicht nur, mehr Wissen aufzusaugen, sondern auch neue Bewegungsabläufe einzustudieren, zum Beispiel neue Tanzschritte oder Pilates-Übungen. Dazu verlangt das Gehirn auch das richtige Futter: kaltgepresste Öle, Vollkornprodukte, Nüsse, Avocados, Datteln, Tomaten.

Täglich Sojamilch, auch wenn ich vorübergehend Diät halte?

Auch wenn Sie die Ernährungsumstellung mit einer kalorienreduzierten Diät starten, sollten Sie nicht auf die tägliche Portion Phytoöstrogene verzichten. Die Vorteile der pflanzlichen Hormone überwiegen die zusätzlichen Kalorien bei weitem. 250 g Sojamilch enthalten nur 90 Kalorien und 4 g Fett. Sie können die Tagesdosis Soja auch gleich in den Speiseplan einbauen: Müsli mit Sojajoghurt zum Frühstück und Erdbeer-Sojamilch als Snack.

Wann ist die beste Zeit für den Genuss von Sojaprodukten?

Wenn Sie am Nachmittag Sojamilch trinken, wird damit auch die Bildung des Wachstumshormons unterstützt. Phytoöstrogene sind 6 bis 8 Stunden im Organismus aktiv. Das Wachstumshormon hat eine sehr kurze Wirkungszeit und wird ab etwa 16 Uhr und während der Nacht gebildet. Kurz nach Mitternacht ist die Ausschüttung am höchsten. Dies überschneidet sich dann mit der Wirkungsdauer der Phytoöstrogene.

Bei welcher Garmethode bleiben die meisten Vitamine erhalten?

Die meisten Vitamine schaffen es bis auf den Teller, wenn das Gemüse zugedeckt in einem Dämpfeinsatz über Wasserdampf gegart wurde. Das Gemüse bleibt dabei knackig frisch, behält seine leuchtende Farbe und das feine Aroma. Grundsätzlich gilt: Gemüse so kurz wie möglich garen, zum Beispiel mit wenig Fett im eigenen Saft dünsten oder im Wok braten. Wird Gemüse in Flüssigkeit gegart, diese immer mitessen.

Warum werden in den Rezepten häufig kleine Portionen Nüsse verwendet?

Nüsse sind eine gute Quelle für die herzschützenden Omega-3-Fettsäuren und Vitamin E. Allerdings enthalten Nüsse viele Kalorien. Darum verwenden wir Nüsse in unseren Rezepten nur in kleinen Mengen. Gleichzeitig ist der Fettgehalt der restlichen Zutaten gering. Knabbern Sie zwischendurch aber ruhig ab und zu Nüsse und Trockenfrüchte: Nicht umsonst heißt dieser Mix Studentenfutter, denn er regt das Gehirn an.

Was und wie viel sollte ich trinken?

Trinken Sie mindestens 2 Liter pro Tag. Am besten Wasser, aber auch Kräutertees und verdünnte Fruchtsäfte. Die Haut braucht zum Beispiel viel Flüssigkeit, sonst trocknet sie aus und bildet verstärkt Falten. Unsere Rezepte sind ballaststoffreich. Nur wenn Sie viel Flüssigkeit aufnehmen, können die Ballaststoffe im Verdauungstrakt auch richtig aufquellen, die Verdauung anregen, den Cholesterinspiegel senken und Schadstoffe binden.

Welches Obst und Gemüse enthält die meisten Vitamine?

Essen Sie im Einklang mit den Jahreszeiten: Reifes, frisch geerntetes Obst und Gemüse, das keine langen Transportwege hinter sich hat, enthält die meisten Vitamine. Im Winter können Sie auf tiefgekühltes Gemüse zurückgreifen. Dies wurde sofort nach der Ernte eingefroren. Durch den Kälteschock bleiben die Vitamine weit gehend erhalten. Besonders vitaminreich sind tiefgekühlte Beeren, die sich vielseitig verarbeiten lassen.

Lieber Vitamine aus der Apotheke oder aus Obst und Gemüse?

Das Zusammenspiel von bioaktiven Pflanzenstoffen und Vitaminen aus natürlichen Lebensmitteln ist so ausgeklügelt und komplex, dass es Wissenschaftlern bisher nicht gelungen ist, es nachzuahmen. Deshalb können einzelne Vitamine in Tablettenform nie eine vergleichbar umfassende Wirkung entfalten. Im Gegenteil, zu hohe Dosen von Vitamin A und E können sogar eine gesundheitsschädigende Wirkung haben.

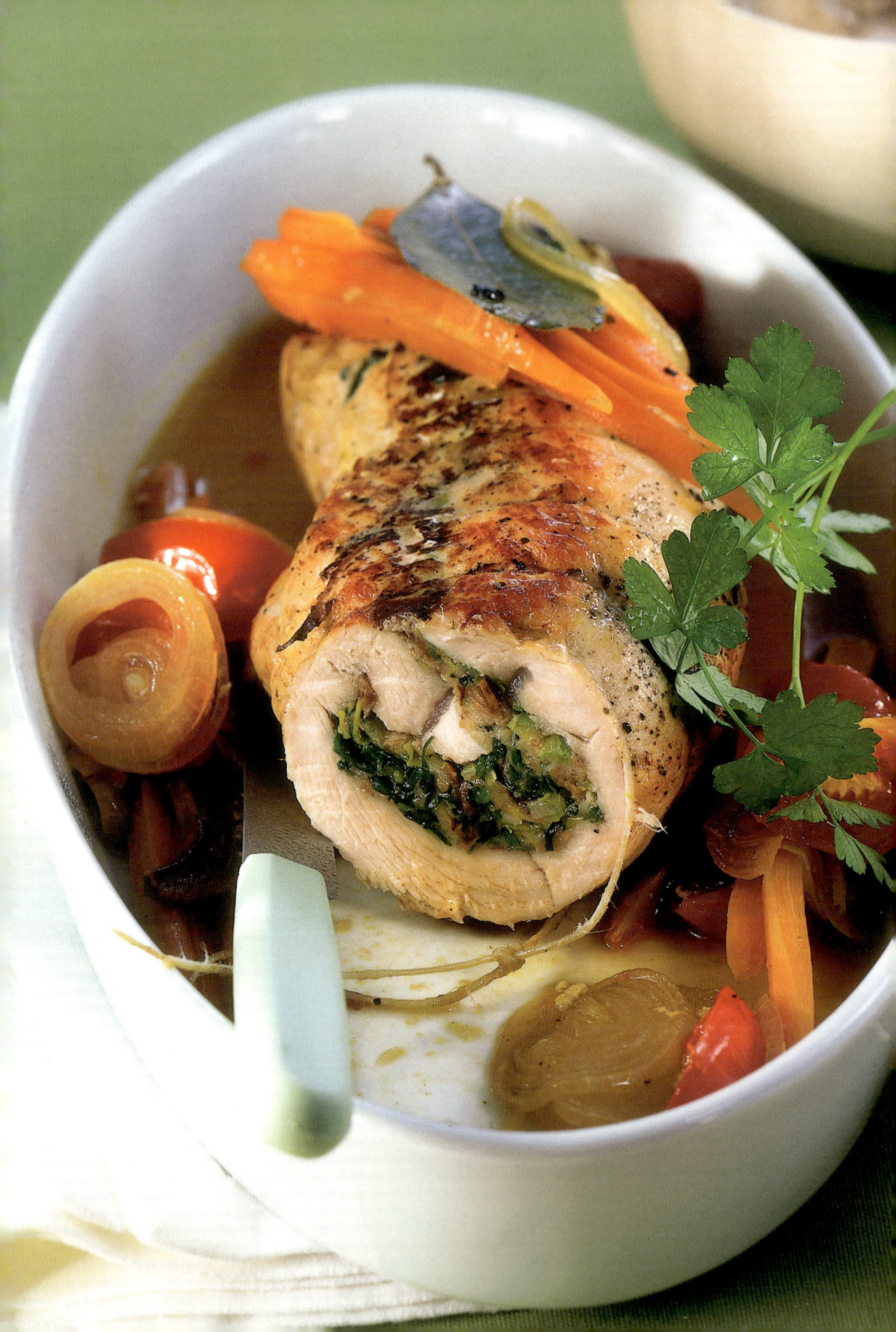

Die Rezepte – mit **Genuss** zum **Wunschgewicht**

Schlemmen und dabei schlank bleiben, blitzschnell kochen und raffinierte Leckerbissen auftischen, mit praktischen Rezepten frischen Wind in den Essalltag bringen. Bei der »Schlank-und-fit«-Küche kommen nicht nur Ihre Zellen in Schwung, auch die Tafelfreuden werden erneuert.

Frische ist Trumpf, dazu natürliche Zutaten und kurze Garzeiten – so bleiben Vitamine und bioaktive Substanzen erhalten. Und vor allem auch der feine Eigengeschmack von kräuterwürzigen Gemüsegerichten, feinen Fischspezialitäten, saftigem Geflügel und fruchtigen Süßspeisen. Dabei muss es am Herd unkompliziert zugehen, damit auch nach einem stressigen Arbeitstag die Lust am Kochen bleibt. Dafür sorgen üppige Salate, wärmende Süppchen und einladende Pastagerichte – alle sind im Nu fertig. Lust auf Häppchen und schäumende Mixgetränke? Bitte greifen Sie zu.

Sonntagsbrunch mit Lachs

FÜR 2 PERSONEN

2 Frühlingszwiebeln
100 g Gurke
2 EL Kresse
50 g Frischkäse (20 % Fett)
50 g Magerquark
Salz, Pfeffer
4 Scheiben Vollkorntoast
100 g Räucherlachs
4 Orangen

ZUBEREITUNG: ca. 15 Min.

1. Die Frühlingszwiebeln waschen, putzen und in feine Ringe schneiden. Die Gurke schälen und in Scheiben schneiden. Die Kresse waschen und abtropfen lassen.

2. Frischkäse und Quark mit dem Handrührgerät verquirlen. Die Frühlingszwiebel untermischen und die Käsecreme mit Salz und Pfeffer abschmecken.

3. Die Toasts rösten. Mit Käsecreme bestreichen und mit Räucherlachs belegen. Mit Gurkenscheiben und Kresse garnieren.

4. Die Orangen auspressen und den Saft in zwei Gläser gießen. Die Lachs-Toasts mit dem Orangensaft servieren.

UNBEDINGT AUSPROBIEREN

Das könnte Ihr Lieblingsfrühstück werden. Diese Happen schmecken jedoch auch abends, wenn überraschend Gäste vorbeischauen. Mit vakuumverpacktem Räucherlachs und tiefgefrorenem Toast aus dem Vorrat sind sie im Handumdrehen zubereitet.

Nährwerte pro Portion:

300 kcal • **22 g** Eiweiß • **7 g** Fett • **35 g** Kohlenhydrate • **5 g** Ballaststoffe

Kernige Haferspeise mit Mandarinensaft

FÜR 2 PERSONEN

80 g Haferschrot (am besten frisch geschrotet)
200 ml Sojamilch
1/4 TL Zimt
1 Birne
2 Orangen
2 Mandarinen
2 TL Honig

ZUBEREITUNG: ca. 15 Min.

1. Den Haferschrot in einem beschichteten Topf unter Rühren rösten, bis er duftet.

2. Die Sojamilch und 300 ml Wasser unterrühren. Die Haferspeise mit Zimt würzen und 10 Min. köcheln lassen, dabei gelegentlich umrühren.

3. Die Birne waschen, trockentupfen und vierteln. Das Kerngehäuse entfernen und die Viertel in dünne Spalten schneiden. Orangen und Mandarinen auspressen.

4. Die Haferspeise vom Herd nehmen und den Honig unterziehen. In zwei Suppentellern anrichten, mit dem Fruchtsaft umgießen und mit den Birnenspalten garnieren.

VARIANTE

Im Sommer schmeckt die Haferspeise auch mit einer Sauce aus pürierten Aprikosen und mit Himbeeren bestreut.

Nährwerte pro Portion:

300 kcal • **10 g** Eiweiß • **5 g** Fett • **50 g** Kohlenhydrate • **7 g** Ballaststoffe

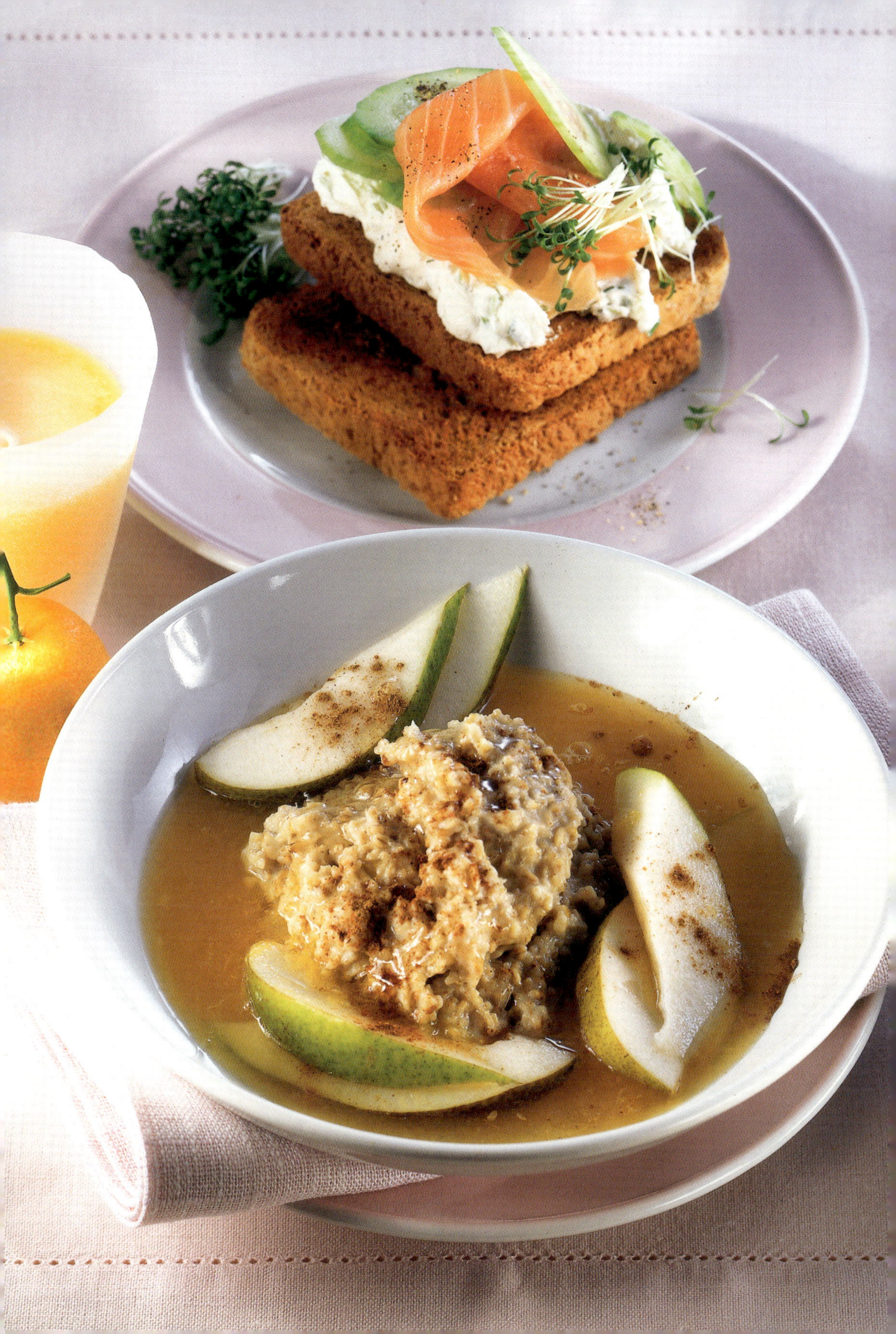

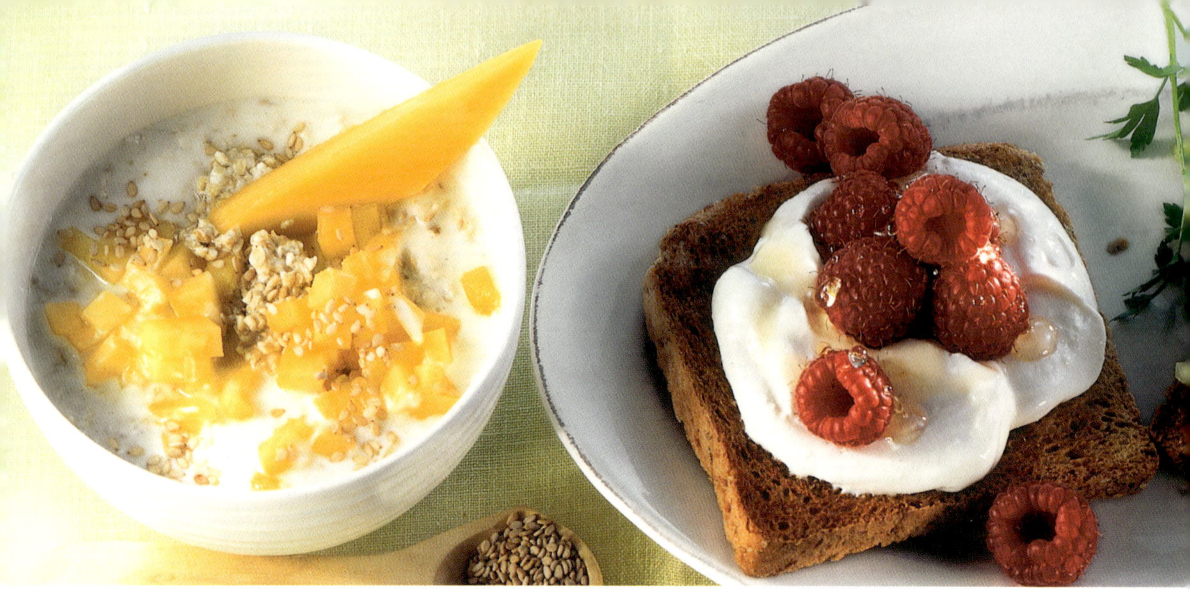

Mango-Sesam-Müsli

FÜR 1 PERSON
20 g Haferflocken
1/2 Mango
150 g fettarmer Joghurt (1,5 % Fett)
1 TL Honig
1 TL gerösteter Sesam

ZUBEREITUNG: ca. 5 Min.
QUELLZEIT: ca. 15 Min.

1. Die Haferflocken mit 4 EL Wasser verrühren und 15 Min. quellen lassen.
2. Die Mango schälen. Das Fruchtfleisch vom Kern lösen und klein würfeln.
3. Den Joghurt mit dem Honig verrühren. Die Haferflocken und Mangowürfel untermischen. Das Müsli mit Sesam bestreuen.

VARIANTE

Lust auf Abwechslung? Ersetzen Sie die Mango in der Pfirsichsaison doch einmal durch diese aromatischen Früchte. Besonders gut schmeckt das Müsli mit weißem Weinbergpfirsich.

Nährwerte pro Portion:

230 kcal • **9 g** Eiweiß • **4 g** Fett • **38 g** Kohlenhydrate • **3 g** Ballaststoffe

Himbeer-Toast

FÜR 1 PERSON
100 g Himbeeren (frisch oder tiefgekühlt)
100 g Magerquark
1 TL Honig
2 Scheiben Vollkorntoast

ZUBEREITUNG: ca. 5 Min.

1. Die Himbeeren behutsam waschen und abtropfen lassen. Tiefgekühlte Früchte über Nacht im Kühlschrank auftauen lassen.
2. Den Quark mit Honig verrühren. Die Toasts rösten. Mit der Quark-Honig-Creme bestreichen und mit den Himbeeren belegen.

VARIANTE

1 kleinen, saftigen Apfel waschen und mit Schale grob raspeln. Unter den Quark ziehen und mit Honig abschmecken.

Nährwerte pro Portion:

215 kcal • **18 g** Eiweiß • **1 g** Fett • **31 g** Kohlenhydrate • **10 g** Ballaststoffe

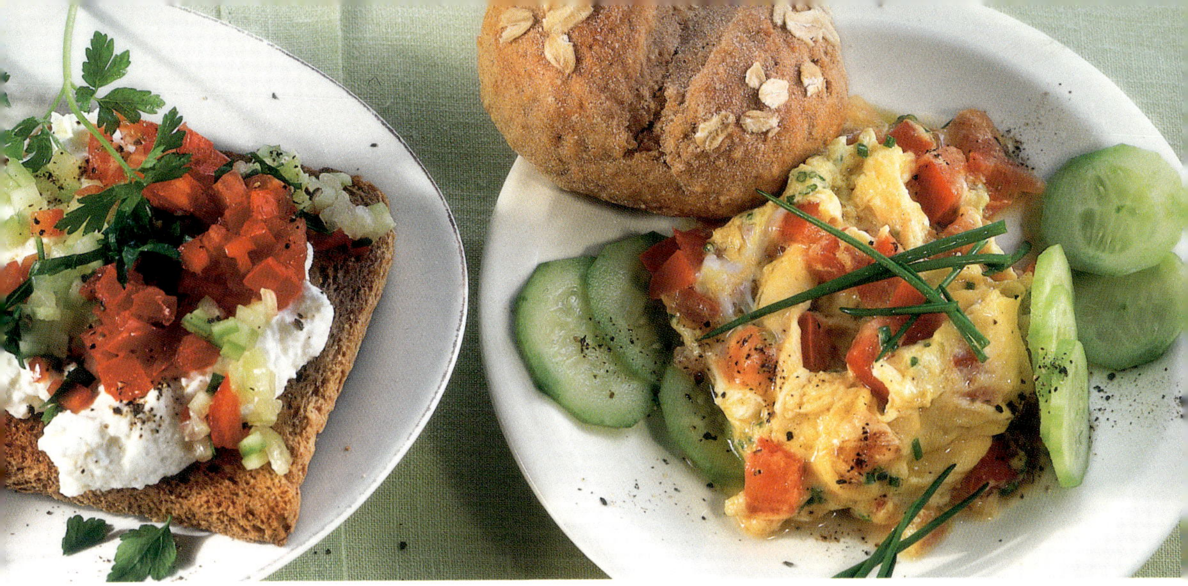

Hüttenkäse-Gemüse-Toast

FÜR 1 PERSON
1/2 rote Paprikaschote
1 kleine Tomate
50 g Gurke
1 EL gehackte Petersilie
Salz, Pfeffer
2 Scheiben Vollkorntoast
150 g Hüttenkäse (Magerstufe)

ZUBEREITUNG: ca. 10 Min.

1. Die Paprika waschen, halbieren und putzen. Die Tomate waschen und den Stielansatz entfernen. Die Gurke schälen. Alle Gemüse sehr fein würfeln. Die Gemüsewürfel mit Petersilie mischen und mit Salz und Pfeffer würzen.

2. Die Toasts rösten. Mit Hüttenkäse bestreichen und die Gemüsemischung darauf verteilen.

Nährwerte pro Portion:

275 kcal • **26 g** Eiweiß • **3 g** Fett • **33 g** Kohlenhydrate • **10 g** Ballaststoffe

Tomaten-Rührei

FÜR 1 PERSON
1 Tomate
100 g Gurke
1 Ei
1 EL Schnittlauchröllchen
Salz, Pfeffer
1 TL Butter
1 Vollkornbrötchen

ZUBEREITUNG: ca. 15. Min.

1. Die Tomate waschen, den Stielansatz entfernen und grob würfeln. Die Gurke schälen und in Scheiben schneiden. Das Ei mit Schnittlauch, Salz und Pfeffer verquirlen.

2. Die Butter in einer beschichteten Pfanne erhitzen. Die Tomatenwürfel darin anbraten. Die Eimischung darüber gießen und bei milder Hitze unter Rühren stocken lassen.

3. Das Rührei mit den Gurkenscheiben anrichten und mit dem Brötchen servieren.

Nährwerte pro Portion:

270 kcal • **13 g** Eiweiß • **11 g** Fett • **27 g** Kohlenhydrate • **5 g** Ballaststoffe

Tutti-Frutti-Bowle

FÜR 4 GLÄSER
1 reife Mango
4 Orangen
1 Zitrone
1 Kiwi
1 kleine Banane
200 g frische Ananas
100 g Himbeeren (frisch oder tiefgekühlt)
2 EL Honig

ZUBEREITUNG: ca. 15 Min.

1. Die Mango schälen. Das Fruchtfleisch vom Kern lösen und würfeln.

2. Die Orangen und die Zitrone auspressen. Kiwi, Banane und Ananas schälen. Das Fruchtfleisch in kleine Stücke schneiden. Die Himbeeren behutsam waschen und abtropfen lassen.

3. Die Mangowürfel mit Honig und 300 ml eiskaltem Wasser im Mixer oder mit dem Zauberstab fein pürieren. Das Mangomus und den Zitrusfruchtsaft durch ein Sieb streichen. Die Fruchtstückchen und die Himbeeren unterziehen.

TIPP

Diese Bowle ist ideal, wenn Gäste, die keinen Alkohol trinken möchten, miteinander feiern. Servieren Sie Kindern oder Autofahrern diesen Vitamincocktail pur. Die anderen Gäste dürfen ruhig einen Schuss weißen Rum ins Glas geben.

Nährwerte pro Portion:

150 kcal • **2 g** Eiweiß • **1 g** Fett • **30 g** Kohlenhydrate • **6 g** Ballaststoffe

Pfirsich-Trauben-Melonen-Mix

FÜR 2 GLÄSER
300 g süße Trauben
1/2 Galia-Melone (ca. 300 g)
1 Pfirsich
2 TL Zitronensaft

ZUBEREITUNG: ca. 15 Min.

1. Die Trauben waschen, abtropfen lassen und von den Rispen zupfen. Die Melone schälen und die Kerne herausschaben. Das Fruchtfleisch würfeln. Den Pfirsich waschen, trockentupfen und halbieren. Den Kern herauslösen und das Fruchtfleisch in Stücke schneiden.

2. Die Trauben, Melonen- und Pfirsichstücke mit dem Zitronensaft im Mixer oder mit dem Zauberstab fein pürieren. Den Saft durch ein Sieb streichen.

TIPP

Mit dieser flüssigen Zwischenmahlzeit genießen Sie Vitamine schlückchenweise. Von den wertvollen Radikalenfängern in ihrer natürlichen Form kann man nie genug kriegen. Servieren Sie den Sommerfrüchte-Mix in der heißen Jahreszeit auch als Vorspeise – am besten gut gekühlt mit Eiswürfeln.

Nährwerte pro Portion:

140 kcal • **2 g** Eiweiß • **1 g** Fett • **3 g** Kohlenhydrate • **1 g** Ballaststoffe

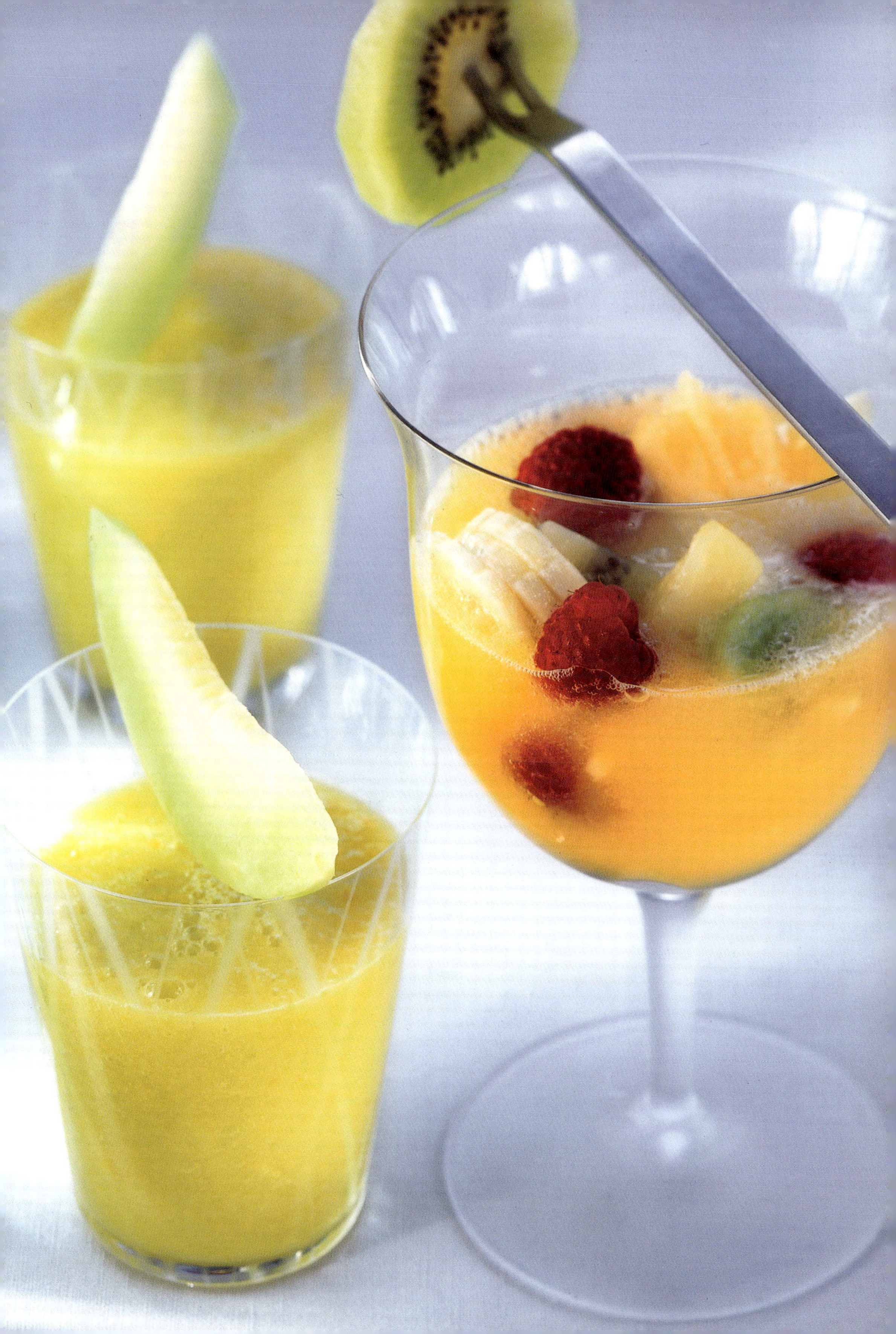

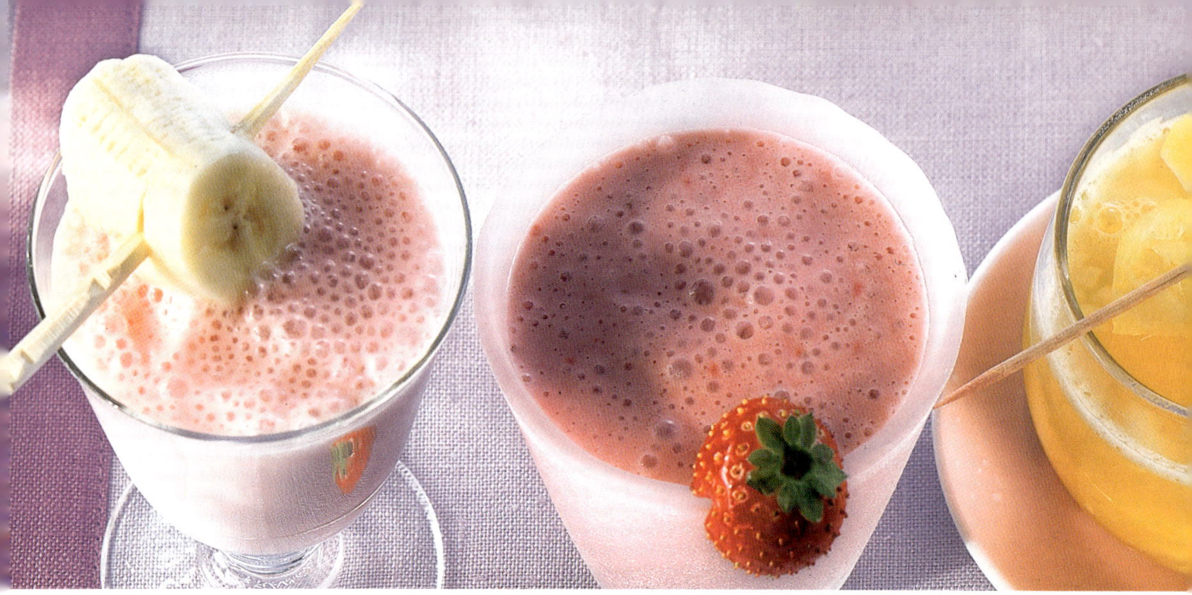

Orangen-Bananen-Smoothie

FÜR 2 GLÄSER
3 Blutorangen
1 Banane
200 g Sojajoghurt
ZUBEREITUNG: ca. 5 Min.

1. Die Orangen auspressen. Die Banane schälen und in Scheiben schneiden.
2. Den Orangensaft mit den Bananenscheiben, Sojajoghurt und 250 ml kaltem Wasser im Mixer oder mit dem Zauberstab fein pürieren.

VARIANTE

Statt mit Sojajoghurt können Sie diesen Drink auch mit fettarmem Joghurt oder mit Buttermilch zubereiten.

Nährwerte pro Portion:

140 kcal • **6 g** Eiweiß • **1 g** Fett • **26 g** Kohlenhydrate • **1 g** Ballaststoffe

Erdbeermilch

FÜR 2 GLÄSER
250 g Erdbeeren (frisch oder tiefgekühlt)
400 ml Sojamilch
1 TL Honig
ZUBEREITUNG: ca. 5 Min.

1. Die Erdbeeren waschen, trockentupfen und entstielen. Tiefgekühlte Früchte auftauen lassen.
2. Die Früchte vierteln und mit Sojamilch und Honig im Mixer oder mit dem Zauberstab fein pürieren.

VARIANTE

Phytoöstrogene auf die fruchtige Art: Mixen Sie die Sojamilch auch mal mit Mango, Banane oder Aprikose.

Nährwerte pro Portion:

115 kcal • **8 g** Eiweiß • **5 g** Fett • **10 g** Kohlenhydrate • **6 g** Ballaststoffe

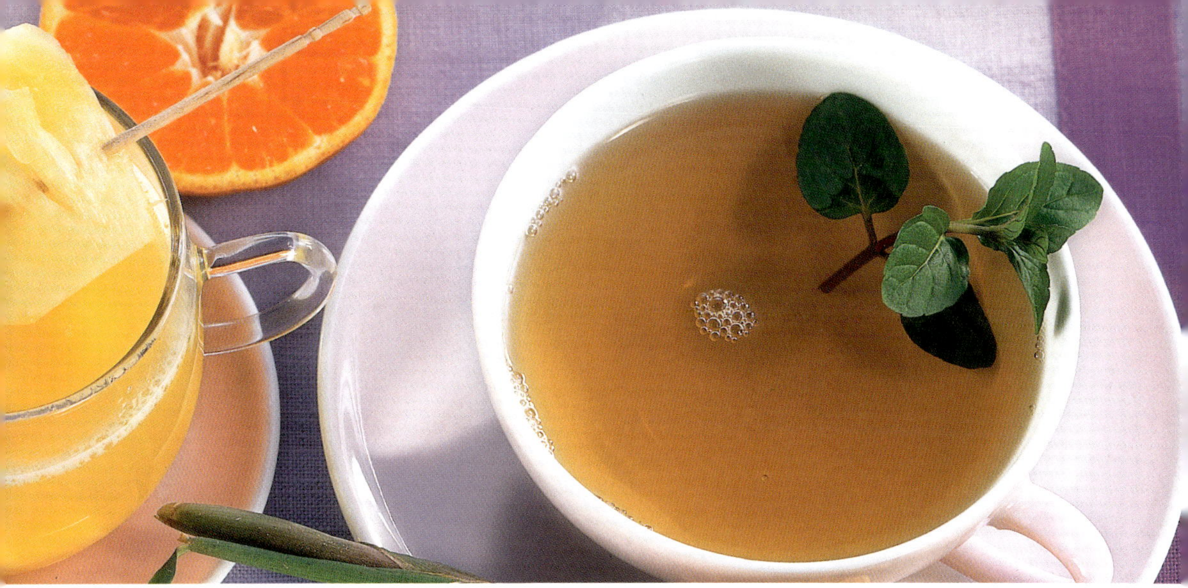

Mandarinen-Ananas-Punsch

FÜR 2 GLÄSER
6 Mandarinen
1/2 Limette (ersatzweise Zitrone)
200 g frische Ananas
1/2 TL gehackter Ingwer
1 EL Honig

ZUBEREITUNG: ca. 10 Min.

1. Die Mandarinen und die Limette auspressen. Die Ananas schälen, den Strunk entfernen und das Fruchtfleisch in kleine Stücke schneiden.

2. 250 ml Wasser erhitzen. Mit dem Fruchtsaft, den Ananasstückchen, Ingwer und Honig mischen.

3. Den Punsch nochmals erhitzen, aber nicht kochen lassen. Sofort servieren.

Nährwerte pro Portion:

145 kcal • **1 g** Eiweiß • **1 g** Fett • **31 g** Kohlenhydrate • **2 g** Ballaststoffe

Ingwer-Grüntee

FÜR 2 GLÄSER
4 frische Minzezweige
2 TL grüner Tee
1 TL frischer, fein geriebener Ingwer
2 TL Honig

ZUBEREITUNG: ca. 3 Min.

1. Die Minze waschen und trockenschütteln. Den Tee in ein Teesieb füllen. Beides mit dem Ingwer in eine Teekanne geben.

2. 500 ml Wasser aufkochen und auf 80° abkühlen lassen. Den Tee damit übergießen und 2–3 Min. ziehen lassen.

3. Das Teesieb entfernen und den Ingwer-Grün-Tee mit Honig süßen.

TIPP

Ingwer-Grüntee schmeckt heiß und kalt.

Nährwerte pro Portion:

5 kcal • **0 g** Eiweiß • **0 g** Fett • **5 g** Kohlenhydrate • **0 g** Ballaststoffe

Bruschetta mit Tofu-Pesto

FÜR 2 PERSONEN
2 Tomaten
100 g Tofu
1 Knoblauchzehe
1 Frühlingszwiebel
1 Bund Basilikum
1 EL Pinienkerne
2 TL Olivenöl
1 EL helle Sojasoße
Salz, Pfeffer
4 Scheiben Weizenvollkornbrot (à 40 g)

ZUBEREITUNG: ca. 15 Min.

1. Die Tomaten waschen, die Stielansätze entfernen und in Scheiben schneiden. Den Tofu kalt abspülen, trockentupfen und mit der Gabel fein zerdrücken. Den Knoblauch abziehen und hacken. Die Frühlingszwiebel waschen, putzen und in feine Ringe schneiden. Das Basilikum abzupfen. Einige Blättchen für die Garnitur beiseite legen, die restlichen fein schneiden.

2. Die Pinienkerne in einer beschichteten Pfanne ohne Fett unter Rühren hellbraun rösten und hacken.

3. Den Tofu mit dem Handrührgerät mit Olivenöl und Sojasoße verrühren. Knoblauch, Basilikum, Frühlingszwiebel und Pinienkerne untermischen. Die Creme mit Salz und Pfeffer würzen.

4. Die Brote toasten, mit dem Tofu-Pesto bestreichen und mit den Tomatenscheiben belegen. Mit den Basilikumblättchen garnieren.

Nährwerte pro Portion:

305 kcal • **14 g** Eiweiß • **11 g** Fett • **37 g** Kohlenhydrate • **9 g** Ballaststoffe

Clubsandwich mit Räuchertofu

FÜR 2 PERSONEN
1 Tomate
100 g Gurke
1/4 rote Zwiebel
2 EL Gartenkresse
4 Blätter Kopfsalat
150 g Räuchertofu
4 Scheiben Vollkorntoast
2 TL Öl
1 EL Sojasoße
2 TL scharfer Senf

ZUBEREITUNG: ca. 15 Min.

1. Die Tomate waschen, den Stielansatz entfernen und in dünne Scheiben schneiden. Die Gurke schälen und in feine Scheiben teilen. Die Zwiebel abziehen und in feine Scheiben schneiden. Die Kresse waschen und abtropfen lassen. Die Salatblätter waschen und trockenschleudern. Den Tofu in dünne Scheiben schneiden.

2. Die Toasts rösten. Das Öl in einer beschichteten Pfanne erhitzen und den Tofu darin von beiden Seiten anbraten. Mit Sojasoße ablöschen und einkochen lassen.

3. 2 Toasts mit Senf bestreichen. Die Tofuscheiben, Tomate, Gurke, Zwiebel, Salatblätter und Kresse gleichmäßig darauf verteilen. Je 1 Toastscheibe auflegen und die Sandwiches diagonal durchschneiden.

Nährwerte pro Portion:

255 kcal • **14 g** Eiweiß • **11 g** Fett • **25 g** Kohlenhydrate • **5 g** Ballaststoffe

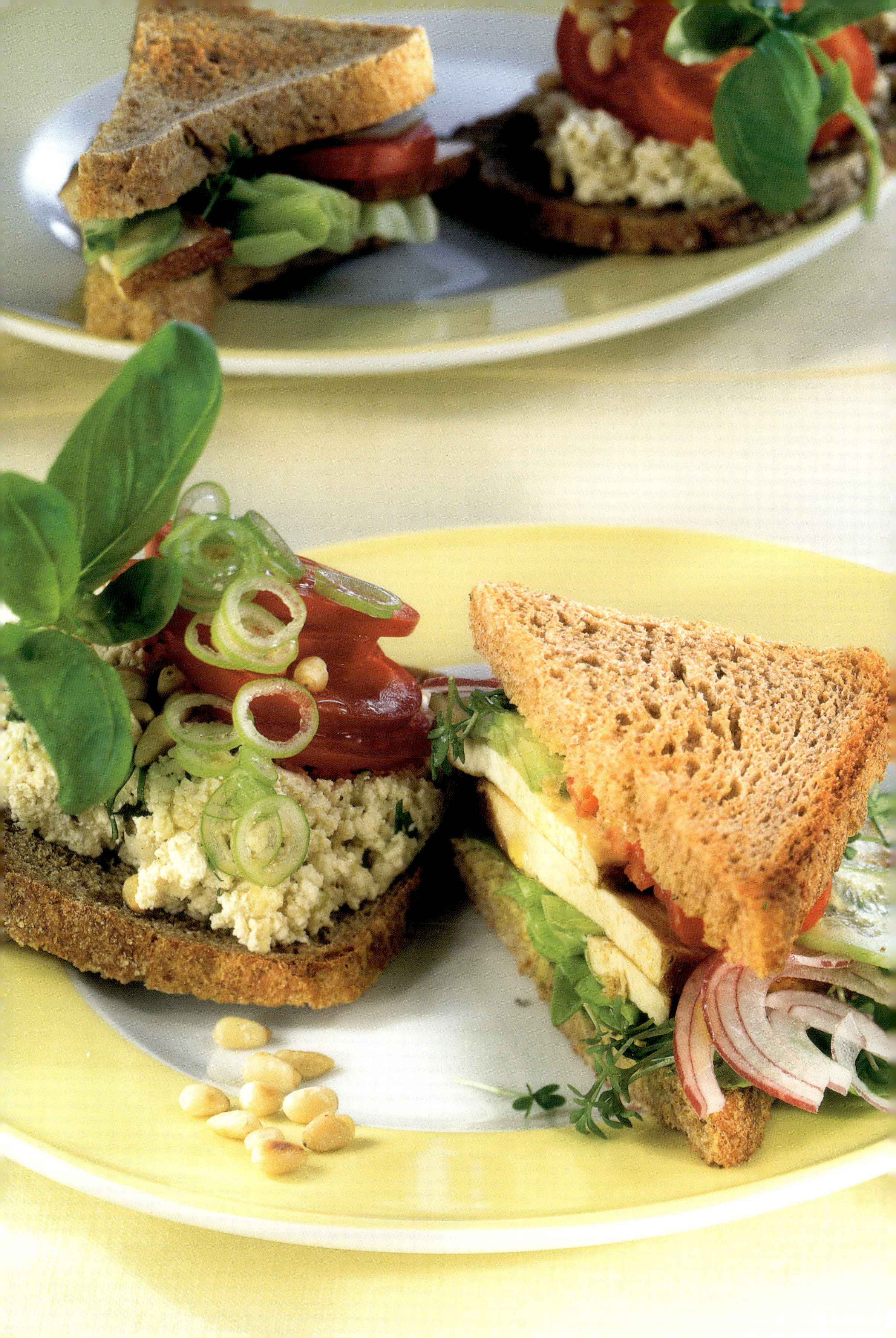

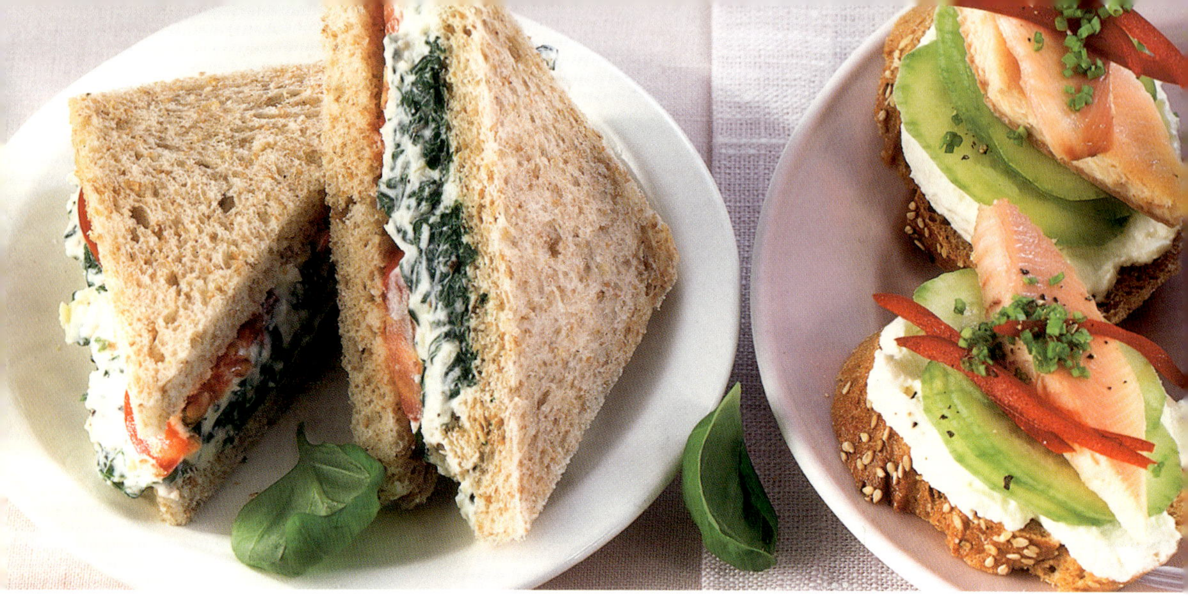

Spinat-Parmesan-Tramezzini

FÜR 2 PERSONEN
150 g tiefgekühlter Blattspinat
1 Knoblauchzehe
1 Tomate
30 g geriebener Parmesan
70 g Magerquark
1 EL Basilikum in Streifen
Salz, Pfeffer
4 Scheiben Vollkorntoast
ZUBEREITUNG: ca. 15 Min.

1. Den Spinat in einem Dämpfeinsatz über Wasserdampf zugedeckt ca. 6 Min. garen. Hacken. Den Knoblauch abziehen und fein hacken. Die Tomate waschen, den Stielansatz entfernen und in Scheiben schneiden.

2. Den Spinat mit Knoblauch, Parmesan, Quark und Basilikum mischen. Mit Salz und Pfeffer würzen.

3. 2 Toasts mit der Spinatcreme bestreichen und mit den Tomatenscheiben belegen. Je 1 Toastscheibe auflegen, die Tramezzini diagonal durchschneiden.

Nährwerte pro Portion:

235 kcal • **15 g** Eiweiß • **6 g** Fett • **28 g** Kohlenhydrate • **3 g** Ballaststoffe

Räucherforellen-Happen

FÜR 2 PERSONEN
100 g Gurke
1 rote Paprikaschote
200 g geräuchertes Forellenfilet
100 g Magerquark
1 EL Meerrettich (aus dem Glas)
4 Scheiben Vollkornbaguette
2 EL Schnittlauchröllchen
ZUBEREITUNG: ca. 10 Min.

1. Die Gurke schälen und in dünne Scheiben schneiden. Die Paprika waschen, halbieren, putzen und in Streifen schneiden. Das Forellenfilet in Stücke teilen.

2. Den Quark mit Meerrettich verrühren. Die Brote mit der Meerrettichcreme bestreichen und mit den Forellenfilets und Gurkenscheiben belegen. Mit Schnittlauch bestreuen und mit den Paprikastreifen servieren.

Nährwerte pro Portion:

340 kcal • **35 g** Eiweiß • **6 g** Fett • **34 g** Kohlenhydrate • **9 g** Ballaststoffe

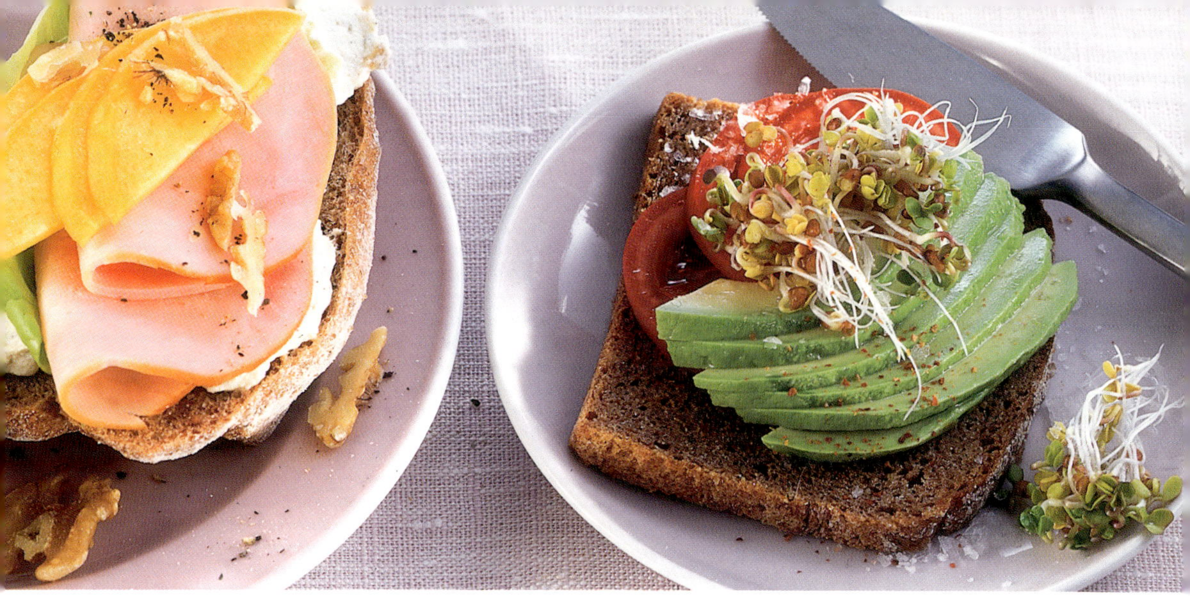

Putenbrust-Brötchen mit Nuss & Frucht

FÜR 1 PERSON

1 TL Walnusskerne (10 g)
2 EL Magerquark
1 TL Senf, Salz, Pfeffer
1 kleiner Pfirsich
2 Blätter Kopfsalat
1 Vollkornbrötchen
60 g geräucherte Putenbrust (Aufschnitt)

ZUBEREITUNG: ca. 7 Min.

1. Die Walnüsse hacken. Mit Quark und Senf verrühren. Die Nusscreme mit Salz und Pfeffer würzen.

2. Den Pfirsich waschen, trockentupfen und halbieren. Den Kern herauslösen und das Fruchtfleisch in Spalten schneiden. Die Salatblätter waschen und trockenschleudern.

3. Das Brötchen halbieren. Jede Hälfte mit der Nusscreme bestreichen und mit 1 Salatblatt belegen. Die Putenbrust und Pfirsichspalten gleichmäßig darauf verteilen.

Nährwerte pro Portion:

320 kcal • 28 g Eiweiß • 8 g Fett • 33 g Kohlenhydrate • 6 g Ballaststoffe

Avocado-Snack

FÜR 2 PERSONEN

1 reife Avocado
1 EL Zitronensaft
1 Tomate
2 EL Radieschensprossen
1 Knoblauchzehe
2 Scheiben Vollkornbrot
Salz, Chilipulver

ZUBEREITUNG: ca. 10 Min.

1. Die Avocado halbieren und den Kern herauslösen. Das Fruchtfleisch herausheben, in Scheiben schneiden und sofort mit Zitronensaft beträufeln. Die Tomate waschen, den Stielansatz entfernen und in Scheiben schneiden. Die Sprossen abbrausen und abtropfen lassen.

2. Den Knoblauch abziehen. Die Brote toasten und mit Knoblauch einreiben. Mit den Avocado- und Tomatenscheiben belegen. Mit Salz und Chilipulver würzen und mit den Sprossen bestreuen.

Nährwerte pro Portion:

285 kcal • 6 g Eiweiß • 18 g Fett • 24 g Kohlenhydrate • 7 g Ballaststoffe

Ciabatta mit Garnelen und Kräuter-Salsa

FÜR 2 PERSONEN

FÜR DIE KRÄUTER-SALSA

1/2 rote Zwiebel
1 kleines Bund Petersilie
4 frische Basilikumzweige
2 EL Zitronensaft
Salz, Chilipulver

FÜR DAS CIABATTA

1 Knoblauchzehe
1 kleine rote Paprikaschote
1 Mini-Gurke
1/2 Bund Rucola
2 kleine Ciabatta-Brötchen
200 g Garnelen
1 EL Olivenöl

ZUBEREITUNG: ca. 30 Min.

1. Die Zwiebel abziehen und hacken. Die Petersilie waschen und trockenschütteln. Mit dem Basilikum fein hacken. Die Kräuter, Zwiebelwürfel und Zitronensaft mischen. Mit Salz und Chilipulver würzen.

2. Für das Ciabatta den Knoblauch abziehen und fein hacken. Die Paprika waschen, halbieren, putzen und in Streifen schneiden. Die Gurke schälen und mit dem Sparschäler lange, dünne Streifen abziehen. Den Rucola waschen, trockenschleudern und die harten Stiele entfernen. Große Blättchen zerzupfen. Die Brötchen halbieren. Die Garnelen kalt abspülen und mit Küchenpapier trockentupfen.

3. Das Öl in einer beschichteten Pfanne erhitzen. Den Knoblauch und die Garnelen darin unter Rühren braten. Die Garnelen salzen. Herausnehmen.

4. Die Brötchenhälften auf der Schnittfläche im Bratöl knusprig rösten. Jede Hälfte mit Rucola, Paprika, Gurke und Garnelen belegen und einen Klecks Salsa darauf geben.

Nährwerte pro Portion:

345 kcal • **27 g** Eiweiß • **8 g** Fett • **40 g** Kohlenhydrate • **5 g** Ballaststoffe

Thunfisch-Tartar mit Tofu

FÜR 2 PERSONEN

100 g Tofu
2 Frühlingszwiebeln
100 g Gurke
200 g Thunfischfilet
1/2 TL gehackter Ingwer
2 TL gerösteter Sesam
2 Zitronenspalten
2 EL Sojasoße
1 TL Wasabi (japanischer grüner Meerrettich, ersatzweise 1 EL Meerrettich aus dem Glas)

ZUBEREITUNG: ca. 15 Min.

1. Den Tofu kalt abspülen, trockentupfen und klein würfeln. Die Frühlingszwiebeln waschen, putzen und fein schneiden. Die Gurke schälen und in feine Stifte schneiden.

2. Das Thunfischfilet kalt abspülen, mit Küchenpapier trockentupfen und in sehr feine Würfel schneiden. Die Thunfischwürfel mit Frühlingszwiebeln, Ingwer und 1 TL Sesam mischen.

3. Das Thunfisch-Tartar und den Tofu portionsweise in kleinen Schälchen anrichten. Mit 1 TL Sesam bestreuen und mit den Gurkenstiften und Zitronenspalten garnieren. Sojasoße und Meerrettich getrennt reichen.

VITALES KRAFTPAKET

Dieser traditionelle japanische Snack ist prall gefüllt mit wertvollen Nährstoffen: leicht verfügbares Eiweiß, Phytoöstrogene, Omega-3-Fettsäuren und Eisen.

Nährwerte pro Portion:

310 kcal • **30 g** Eiweiß • **20 g** Fett • **4 g** Kohlenhydrate • **2 g** Ballaststoffe

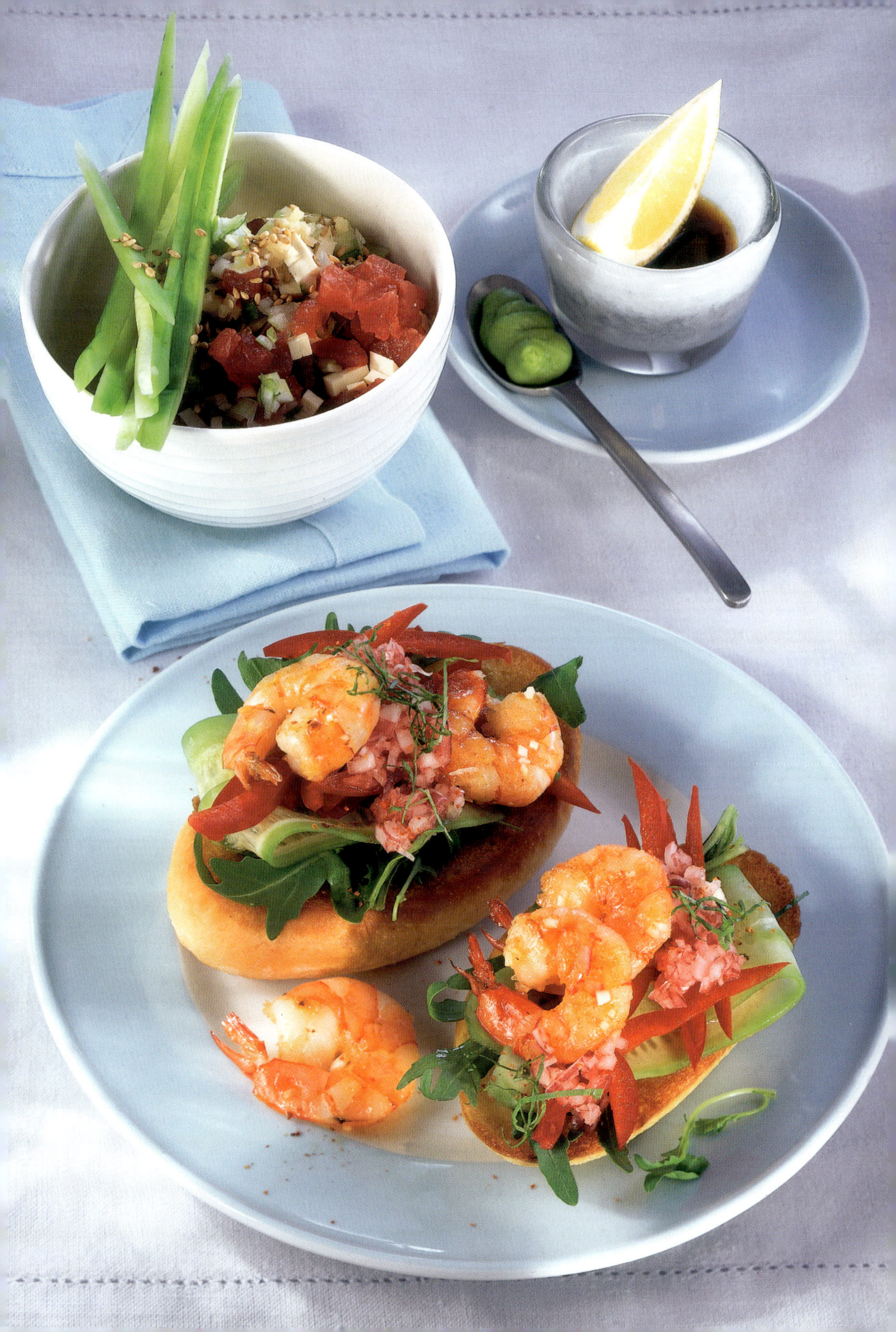

Paprikaröllchen mit Schinken-Füllung

FÜR 2 PERSONEN

1 große rote Paprikaschote
1 große gelbe Paprikaschote
1/2 Bund Schnittlauch
1 kleine Möhre
40 g Sellerie
1 TL Zitronensaft
100 g Putenschinken (Aufschnitt)
100 g Magerquark
1 TL Senf
Salz, Pfeffer
2 Zahnstocher zum Fixieren

ZUBEREITUNG: ca. 20 Min.
GARZEIT: 20 Min.

1. Den Backofen vorheizen. Die Paprika waschen, abtrocknen und im Ofen bei 200° (Mitte, Umluft 180°) 20 Min. rösten, bis die Haut dunkle Blasen wirft. In einer Schüssel zugedeckt abkühlen lassen. Den Stielansatz entfernen und die Schoten einmal längs aufschneiden, entkernen und häuten.

2. Den Schnittlauch waschen, trockenschütteln und schneiden. Möhre und Sellerie putzen, dünn schälen und fein raspeln. Sofort mit Zitronensaft mischen. Den Putenschinken würfeln.

3. Quark, Gemüseraspel, Schnittlauch, Schinken und Senf verrühren. Die Creme mit Salz und Pfeffer würzen.

4. Die Paprikaschoten ausbreiten, mit der Creme bestreichen und aufrollen. Mit je 1 Zahnstocher feststecken.

VARIANTE

Die Quarkcreme in die rohen, ausgehöhlten Paprika füllen und die Schoten in Scheiben schneiden.

Nährwerte pro Portion:

150 kcal • **24 g** Eiweiß • **1 g** Fett • **9 g** Kohlenhydrate • **8 g** Ballaststoffe

Wrap mit Hähnchen und Erdnuss-Salsa

FÜR 2 PERSONEN

150 g Hähnchenbrustfilet
Salz, Chilipulver
1 TL Öl
2 TL Sojasoße
1 Tomate
100 g Gurke
1 Möhre
1 Frühlingszwiebel
4 Blätter Eisbergsalat
4 EL fettarmer Joghurt (1,5 % Fett)
2 TL Erdnussmus
1 EL Zitronensaft
2 Weizen-Tortillas

ZUBEREITUNG: ca. 10 Min.
GARZEIT: ca. 30 Min.

1. Den Ofen vorheizen. Das Filet kalt abspülen, trockentupfen und mit Salz und Chilipulver würzen. Eine beschichtete Pfanne mit dem Öl ausstreichen und das Fleisch darin von beiden Seiten kurz anbraten. Mit Sojasoße ablöschen.

2. Das Fleisch aus der Pfanne nehmen, in Alufolie wickeln, im Ofen bei 180° (Mitte, Umluft 160°) 18 Min. garen. Abkühlen lassen und in Streifen schneiden.

3. Die Tomate waschen, den Stielansatz entfernen und in Spalten schneiden. Gurke und Möhre dünn schälen und grob raspeln. Frühlingszwiebel waschen, putzen und in Ringe schneiden. Salat waschen, trockenschleudern und in Streifen schneiden.

4. Den Joghurt mit Erdnussmus und Zitronensaft verrühren. Mit Salz und Chilipulver würzen.

5. Die Tortillas in Alufolie wickeln und im warmen Ofen nach Packungsangabe bei 100° ca. 10 Min. erhitzen. Mit Fleisch, Tomate, Gurke, Möhre, Zwiebel und Salat belegen und mit Erdnuss-Salsa beträufeln. Die Tortillas seitlich etwas einschlagen, aufrollen und halbieren.

Nährwerte pro Portion:

325 kcal • **26 g** Eiweiß • **4 g** Fett • **44 g** Kohlenhydrate • **6 g** Ballaststoffe

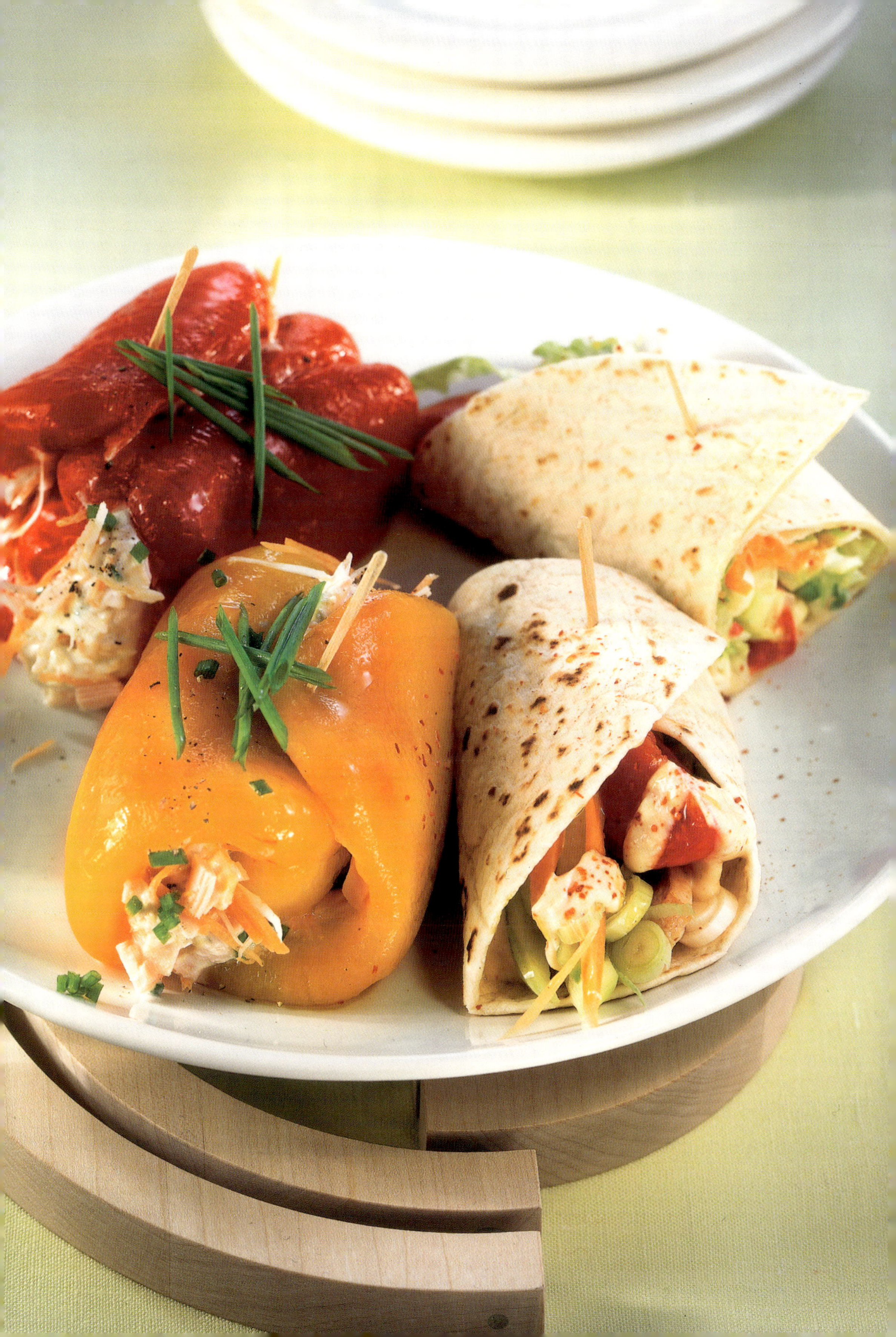

Salat »Tropical« mit Mango, Papaya und Avocado

FÜR 4 PERSONEN
1 kleiner Kopfsalat
2 Frühlingszwiebeln
1 Mango
1 reife Avocado
1 kleine Papaya
4 EL Alfalfa-Sprossen
2 Orangen
1 Limette (ersatzweise Zitrone)
2 TL Rapsöl
1/2 TL gehackter Ingwer
Salz, Chilipulver

ZUBEREITUNG: ca. 15 Min.

1. Den Salat mundgerecht zerteilen, waschen und trockenschleudern. Die Frühlingszwiebeln waschen, putzen und in Ringe schneiden.
2. Die Mango schälen. Das Fruchtfleisch vom Kern lösen und in feine Scheiben schneiden. Die Avocado halbieren und den Kern entfernen. Das Fruchtfleisch herausheben und in dünne Scheiben schneiden. Die Papaya halbieren und die Kerne herausschaben. Die Hälften schälen und in feine Scheiben schneiden. Die Sprossen abbrausen und abtropfen lassen.
3. Die Orangen und die Limette auspressen. Den Saft mit Öl und Ingwer verrühren, mit Salz und Chilipulver abschmecken.
4. Die Mango-, Avocado- und Papayascheiben mit dem Zitrusdressing mischen.
5. Den Kopfsalat auf vier Tellern anrichten. Den Avocado-Frucht-Salat darauf verteilen und mit den Frühlingszwiebeln und Sprossen bestreuen.

Nährwerte pro Portion:

150 kcal • **2 g** Eiweiß • **9 g** Fett • **14 g** Kohlenhydrate • **4 g** Ballaststoffe

Brokkoli-Salat mit Tomaten-Dressing

FÜR 2 PERSONEN
300 g Brokkoli
2 Tomaten
1/2 Bund Petersilie
1 Knoblauchzehe
5 schwarze Oliven
1 EL Sherryessig
1 EL Olivenöl
Salz, schwarzer Pfeffer

ZUBEREITUNG: ca. 20 Min.

1. Den Brokkoli putzen, in kleine Röschen teilen und waschen. Die Tomaten waschen, die Stielansätze entfernen und das Fruchtfleisch fein würfeln. Die Petersilie waschen und trockenschütteln. Den Knoblauch abziehen. Beides hacken. Die Oliven entkernen und fein schneiden.
2. Aus Essig, Öl, Salz und Pfeffer eine Vinaigrette rühren. Die Tomatenwürfel, Petersilie, Knoblauch und Oliven unterziehen.
3. Den Brokkoli in einem Dämpfeinsatz über Wasserdampf zugedeckt in ca. 7 Min. bissfest garen.
4. Den Brokkoli mit dem Tomaten-Dressing mischen und etwas durchziehen lassen.

ZEIT SPAREN

Den Salat mit tiefgekühltem Brokkoli zubereiten und statt Petersilie und Knoblauch eine tiefgekühlte italienische Kräutermischung verwenden. Bestreut mit 30 g Parmesanspänen wird der Salat zum Hauptgericht.

Nährwerte pro Portion:

130 kcal • **7 g** Eiweiß • **7 g** Fett • **9 g** Kohlenhydrate • **7 g** Ballaststoffe

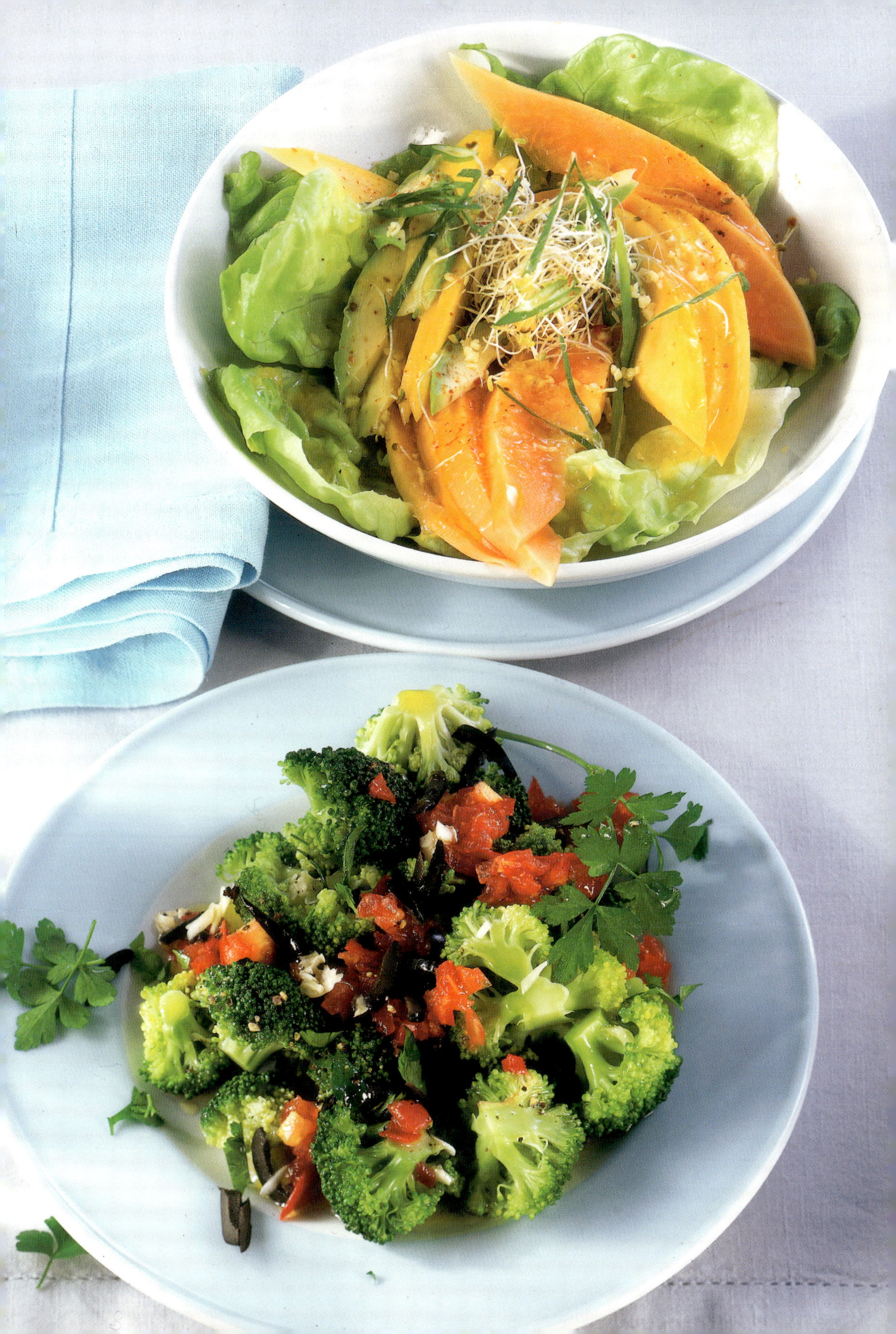

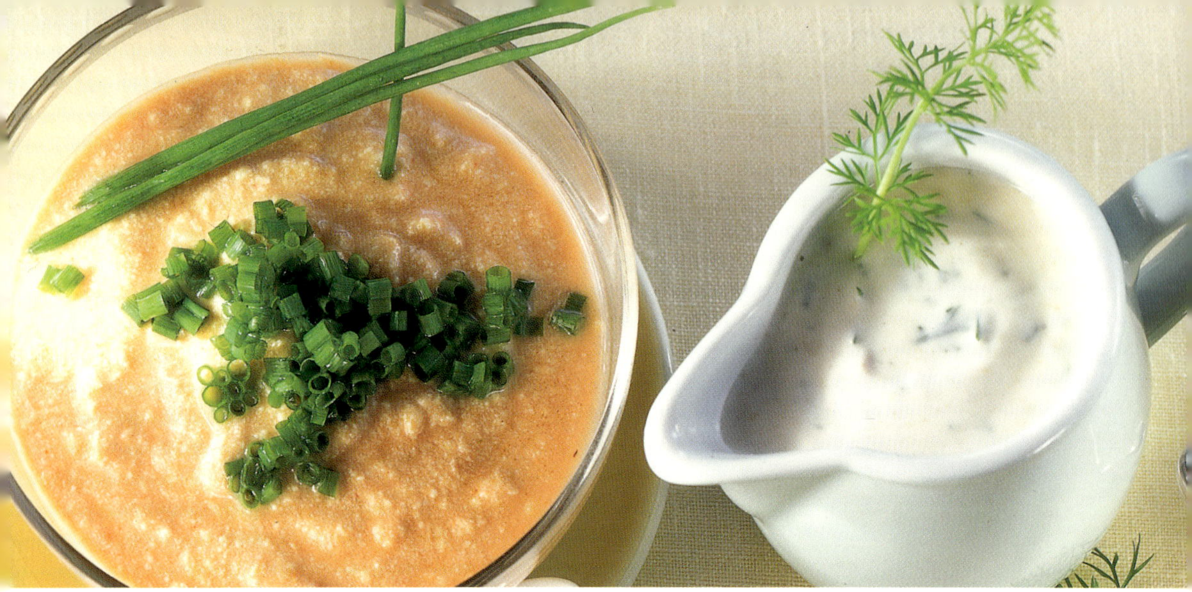

»Tausend-Inseln«-Tofu-Dressing

FÜR 2 PERSONEN
1/2 Bund Schnittlauch
100 g Tofu
1 TL Essig
1 EL Zitronensaft
2 TL Senf
1 TL Honig
2 TL Tomatenmark
1 EL Olivenöl
Salz

ZUBEREITUNG: ca. 5 Min.

1. Den Schnittlauch waschen, trockenschütteln und fein schneiden. Den Tofu kalt abspülen, trockentupfen und würfeln.
2. Den Tofu mit Essig, Zitronensaft, Senf, Honig, Tomatenmark, Öl und 70 ml kaltem Wasser im Mixer oder mit dem Zauberstab cremig pürieren. Das Dressing mit Salz würzen und den Schnittlauch einrühren.

DER ALLESKÖNNER

Dieses Dressing schmeckt zu Blattsalaten und Rohkost ebenso wie zu gedämpftem Gemüse und Geflügelsalat.

Nährwerte pro Portion:

115 kcal • **6 g** Eiweiß • **8 g** Fett • **4 g** Kohlenhydrate • **1 g** Ballaststoffe

Mandel-Dressing

FÜR 2 PERSONEN
150 g fettarmer Joghurt (1,5 % Fett)
1 EL Mandelmus
1 EL Zitronensaft
1 TL Sherryessig
1 EL gehackter Dill
Salz, Pfeffer

ZUBEREITUNG: ca. 5 Min.

1. Den Joghurt mit Mandelmus, Zitronensaft, Essig und Dill mit dem Handrührgerät zu einer glatten Sauce verquirlen.
2. Das Dressing mit Salz und Pfeffer würzen.

VIELSEITIG

Dieses Dressing passt zu Blattsalaten genauso gut wie zu Paprika oder Sellerie. Auch zu gedämpftem Gemüse – z.B. Blumenkohl – schmeckt es fein.

Nährwerte pro Portion:

65 kcal • **4 g** Eiweiß • **3 g** Fett • **4 g** Kohlenhydrate • **1 g** Ballaststoffe

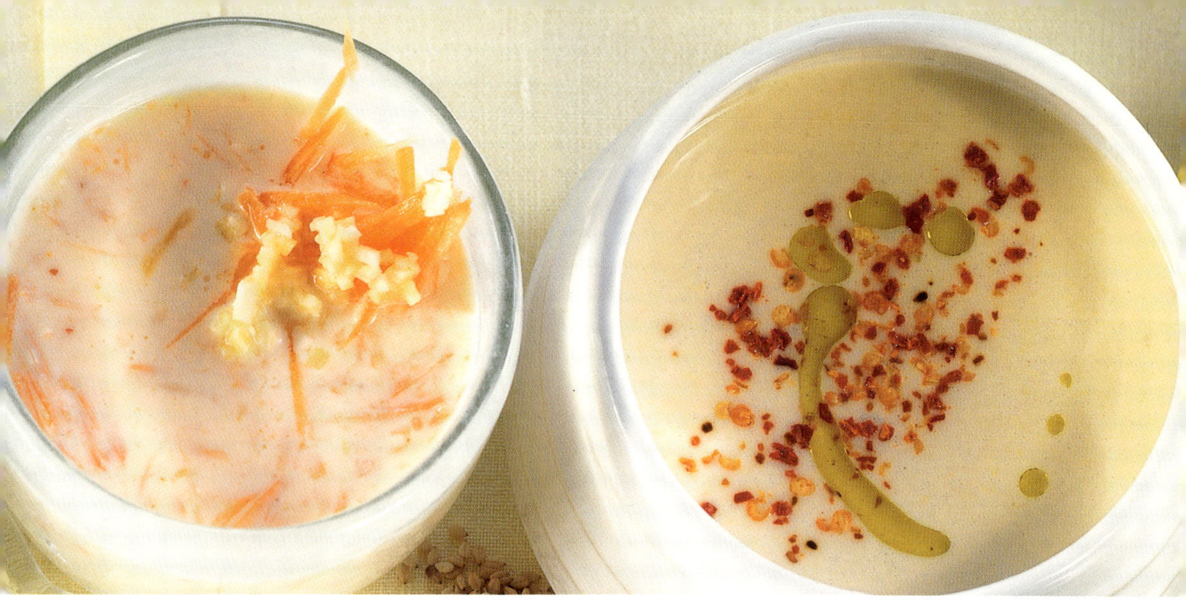

Möhren-Orangen-Dressing

FÜR 2 PERSONEN
1 kleine Möhre
1 Orange
2 EL saure Sahne
1/2 TL gehackter Ingwer
1/2 TL Honig
1 EL Zitronensaft
Salz, Chilipulver

ZUBEREITUNG: ca. 10 Min.

1. Die Möhre putzen, dünn schälen und fein raspeln. Die Orange auspressen.
2. Die Möhrenraspel mit Orangensaft, saurer Sahne, Ingwer, Honig und Zitronensaft verrühren. Das Dressing mit Salz und Chilipulver würzen.

RAFFINIERT

Dieses fruchtige Dressing harmoniert besonders gut mit Feldsalat, Chicorée, Fenchel oder grünem Spargel.

Nährwerte pro Portion:

95 kcal • **4 g** Eiweiß • **3 g** Fett • **11 g** Kohlenhydrate • **2 g** Ballaststoffe

Kichererbsen-Sesam-Dressing

FÜR 4 PERSONEN
1 Knoblauchzehe
100 g Kichererbsen (aus der Dose)
250 g fettarmer Joghurt
2 TL gerösteter Sesam
1 EL Olivenöl
3 EL Zitronensaft
Salz, Chilipulver

ZUBEREITUNG. ca. 5 Min.

1. Den Knoblauch abziehen. Die Kichererbsen kalt abspülen und abtropfen lassen. Mit dem Knoblauch, Joghurt, Sesam, Öl und Zitronensaft im Mixer oder mit dem Zauberstab fein pürieren.
2. Das Dressing mit Salz und Chilipulver würzen.

BESONDERS GUT

Gurkensalat schmeckt mit diesem cremigen Dressing köstlich – ebenso wie junges, fein gehobeltes Kraut, geraspelte Möhren oder Rote Bete.

Nährwerte pro Portion:

80 kcal • **5 g** Eiweiß • **4 g** Fett • **8 g** Kohlenhydrate • **2 g** Ballaststoffe

Spinatsalat mit Käsecroûtons

FÜR 2 PERSONEN

200 g junger Spinat
1 rote Paprikaschote
1 Frühlingszwiebel
1 Knoblauchzehe
1 TL Kapern
4 EL fettarmer Joghurt (1,5 % Fett)
1–2 EL Zitronensaft
4 Scheiben Vollkornbaguette (à 20 g)
30 g geriebener Emmentaler
1 EL Olivenöl
Salz, Pfeffer

ZUBEREITUNG. ca. 20 Min.

1. Den Backofen vorheizen. Den Spinat putzen, waschen, abtropfen lassen und mundgerecht zerteilen. Die Paprika waschen, halbieren, putzen und in feine Streifen schneiden. Die Frühlingszwiebel waschen, putzen und fein schneiden. Den Knoblauch abziehen und mit den Kapern fein hacken. Beides mit Joghurt und Zitronensaft verrühren.

2. Die Brotscheiben mit Käse bestreuen und im Ofen bei 200° (Mitte, Umluft 180°) ca. 7 Min. backen.

3. Das Öl in einem flachen Topf erhitzen. Den Spinat hineinstreuen und leicht salzen. Mit zwei Kochlöffeln kurz im heißen Öl wenden, bis die Blätter zusammenfallen. Herausnehmen.

4. Den Spinat mit den Paprikastreifen und dem Joghurt-Dressing mischen. Mit Salz und Pfeffer würzen. Portionsweise mit den Käsecroûtons anrichten.

Nährwerte pro Portion:

250 kcal • **14 g** Eiweiß • **10 g** Fett • **25 g** Kohlenhydrate • **10 g** Ballaststoffe

Florentiner Bohnensalat

FÜR 4 PERSONEN

1 kleine rote Zwiebel
1 Knoblauchzehe
1 kleine Dose weiße Bohnen (200 g Abtropfgewicht)
300 g grüne Bohnen
2 EL Weißweinessig
3 EL Olivenöl
Salz, Pfeffer
1 Bund Basilikum
1 EL Pinienkerne

ZUBEREITUNG: ca. 25 Min.
RUHEZEIT: ca. 1 Std.

1. Zwiebel und Knoblauch abziehen und hacken. Die weißen Bohnen kalt abspülen und abtropfen lassen.

2. Die grünen Bohnen waschen, putzen und in 3 cm lange Stücke schneiden. In einem Dämpfeinsatz über Wasserdampf zugedeckt in ca. 8 Min. bissfest garen.

3. Die grünen und weißen Bohnen mit Zwiebel, Knoblauch, Essig und Öl mischen. Den Salat mit Salz und Pfeffer würzen und ca. 1 Std. ziehen lassen.

4. Das Basilikum fein schneiden. Die Pinienkerne in einer beschichteten Pfanne ohne Fett unter Rühren hellbraun rösten.

5. Das Basilikum und die Pinienkerne unter den Salat heben. Nochmals mit Salz und Pfeffer abschmecken.

LUSTIGER ESSEN

Statt weißer Bohnen können Sie auch gut Kichererbsen untermischen.

Nährwerte pro Portion:

165 kcal • **8 g** Eiweiß • **9 g** Fett • **17 g** Kohlenhydrate • **7 g** Ballaststoffe

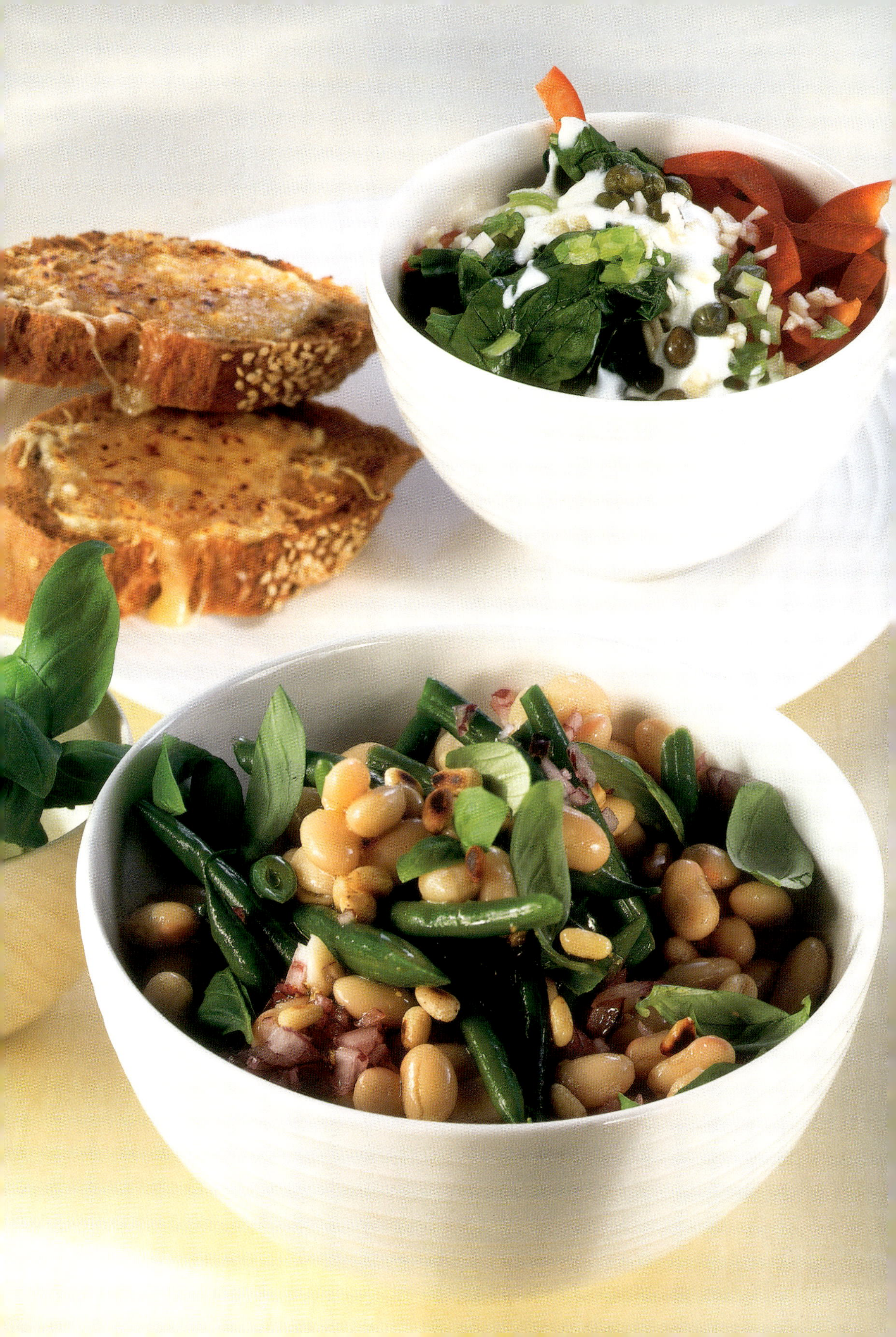

Kräuter-Sprossen-Salat mit Räuchertofu

FÜR 2 PERSONEN
1 kleines Bund Rucola
1/2 Bund Petersilie
1/2 Bund Basilikum
1 Zweig Oregano
1 Frühlingszwiebel
50 g Sojasprossen
1 Tomate
1 Knoblauchzehe
100 g Räuchertofu
1 EL Olivenöl
1 EL helle Sojasoße
1 EL Sherryessig
Salz, Pfeffer

ZUBEREITUNG: ca. 15 Min.

1. Rucola, Petersilie und Oregano waschen und trockenschütteln. Große Rucolablätter zerpflücken, die Petersilien- und Basilikumblättchen abzupfen. Den Oregano fein hacken.
2. Die Frühlingszwiebel waschen, putzen und fein schneiden. Die Sprossen abbrausen und abtropfen lassen. Die Tomate waschen, den Stielansatz entfernen und das Fruchtfleisch fein würfeln. Den Knoblauch abziehen und hacken. Den Tofu in sehr kleine Würfel schneiden.
3. Das Öl in einer beschichteten Pfanne erhitzen und die Sprossen darin unter Rühren kurz anbraten. Mit Sojasoße ablöschen.
4. Die Kräuter mit Frühlingszwiebel, den Tomatenwürfeln, Sprossen, dem Knoblauch, Räuchertofu und Essig mischen. Mit Salz und Pfeffer abschmecken.

Nährwerte pro Portion:

140 kcal • **9 g** Eiweiß • **8 g** Fett • **7 g** Kohlenhydrate • **3 g** Ballaststoffe

Thai-Salat mit gebratenem Krümeltofu

FÜR 2 PERSONEN
4 Blätter Kopfsalat
1 Knoblauchzehe
1 Schalotte
1 Möhre
2 Stangen Staudensellerie
2 Frühlingszwiebeln
200 g frische Ananas
1 Orange
1/2 Zitrone
1/2 TL gehackter Ingwer
Salz, Chilipulver
150 g Tofu
1 TL Rapsöl
2 EL helle Sojasoße
1 TL gerösteter Sesam

ZUBEREITUNG: ca. 30 Min.

1. Den Salat waschen und trockenschleudern. Knoblauch und Schalotte abziehen und hacken. Möhre putzen, dünn schälen und grob raspeln. Sellerie waschen, harte Fäden abziehen, die Stangen in Scheiben schneiden. Frühlingszwiebeln waschen, putzen und in Ringe schneiden. Ananas schälen, den Strunk entfernen und das Fruchtfleisch in kleine Stücke schneiden.
2. Die Orange und Zitrone auspressen. Die Möhren, Sellerie und Ananas mit dem Saft mischen. Den Salat mit Ingwer, Salz und Chilipulver würzen.
3. Den Tofu kalt abspülen, trockentupfen und mit der Gabel fein zerdrücken.
4. Das Öl in einer beschichteten Pfanne erhitzen. Die Knoblauch- und Schalottenwürfel darin goldbraun braten. Den Tofu kurz mitbraten. Mit Sojasoße würzen und unter Rühren weiterbraten, bis der Tofu trocken und locker ist.
5. Den Gemüse-Ananas-Salat portionsweise auf den Salatblättern anrichten. Den Tofu darauf verteilen und mit den Frühlingszwiebeln und Sesam bestreuen.

Nährwerte pro Portion:

260 kcal • **12 g** Eiweiß • **11 g** Fett • **26 g** Kohlenhydrate • **7 g** Ballaststoffe

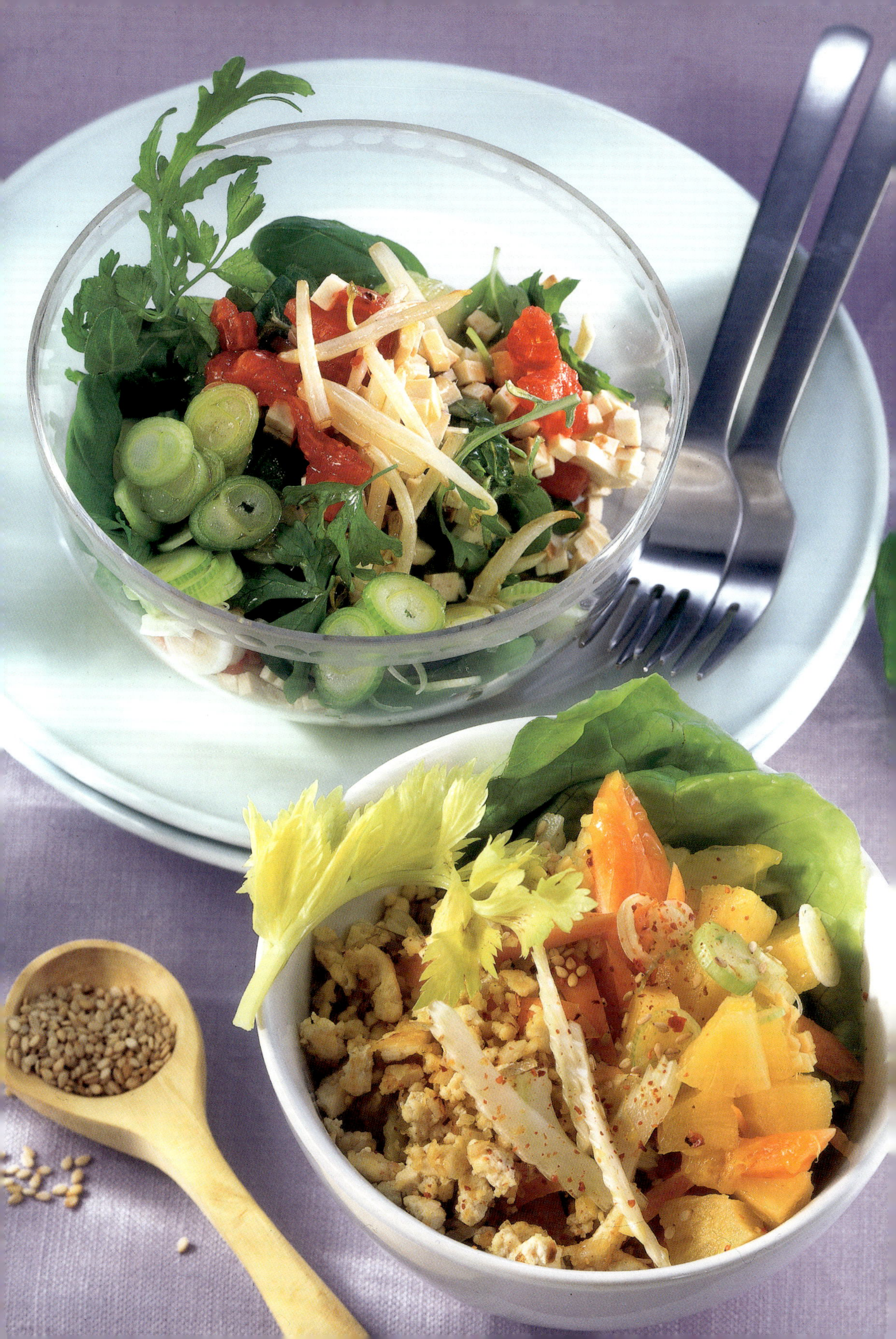

Matjes-Salat auf Rote-Bete-Carpaccio

FÜR 2 PERSONEN

4 Rote Beten (ca. 500 g)
2 EL Zitronensaft
Salz, Pfeffer
1 Schalotte
1 saftiger, säuerlicher Apfel
1 Essiggurke
200 g Matjesfilet
250 g fettarmer Joghurt (1,5 % Fett)
1 EL gehackter Dill

ZUBEREITUNG: ca. 30 Min.

1. Die Roten Beten waschen und in der Schale weich dämpfen. Die Knollen abziehen und in feine Scheiben schneiden. Die Scheiben mit Zitronensaft beträufeln und mit Salz und Pfeffer würzen.
2. Die Schalotte abziehen und fein hacken. Den Apfel waschen, achteln und das Kerngehäuse entfernen. Die Achtel quer in dünne Scheiben schneiden. Die Essiggurke fein hacken, den Matjes in Stücke schneiden.
3. Den Joghurt mit den Apfel- und Matjesstücken, den Gurken- und Schalottenwürfeln und Dill mischen. Den Salat mit Salz und Pfeffer abschmecken.
4. Die Roten Beten portionsweise anrichten und den Matjes-Salat darauf verteilen.

LEICHTES HAUPTGERICHT

Pro Person 200 g Pellkartoffeln dazu reichen. Die enthalten praktisch kein Fett und haben nur 140 kcal. Wenn's mal schnell gehen muss, können Sie den Salat auch mit vorgegarter, vakuumverpackter Roter Bete zubereiten.

Nährwerte pro Portion:

215 kcal • **14 g** Eiweiß • **10 g** Fett • **16 g** Kohlenhydrate • **4 g** Ballaststoffe

Feldsalat mit Räuchermakrele

FÜR 2 PERSONEN

1 kleine rote Zwiebel
100 g Feldsalat
1 kleiner Radicchio
6 Radieschen
250 g geräuchertes Makrelenfilet
100 g fettarmer Joghurt (1,5 % Fett)
1 EL Sherryessig
Salz, Pfeffer

ZUBEREITUNG: ca. 10 Min.

1. Die Zwiebel abziehen und in feine Ringe schneiden. Feldsalat und Radicchio putzen, waschen und trockenschleudern. Den Radicchio mundgerecht zerteilen. Radieschen waschen, putzen und in dünne Scheiben schneiden.
2. Das Makrelenfilet häuten und den Fisch in Stücke schneiden.
3. Den Joghurt mit Essig verrühren und mit Salz und Pfeffer abschmecken.
4. Den Feldsalat, Radicchio und die Radieschen portionsweise anrichten. Mit dem Joghurt-Dressing beträufeln.
5. Die Makrelenstücke und Zwiebelringe auf dem Salat anrichten.

FISCH GEGEN ÖL

Das Dressing ist ganz ohne Öl zubereitet. Dafür darf's ein bisschen mehr Fisch sein – mit reichlich verjüngenden Omega-3-Fettsäuren!

Nährwerte pro Portion:

290 kcal • **29 g** Eiweiß • **16 g** Fett • **6 g** Kohlenhydrate • **3 g** Ballaststoffe

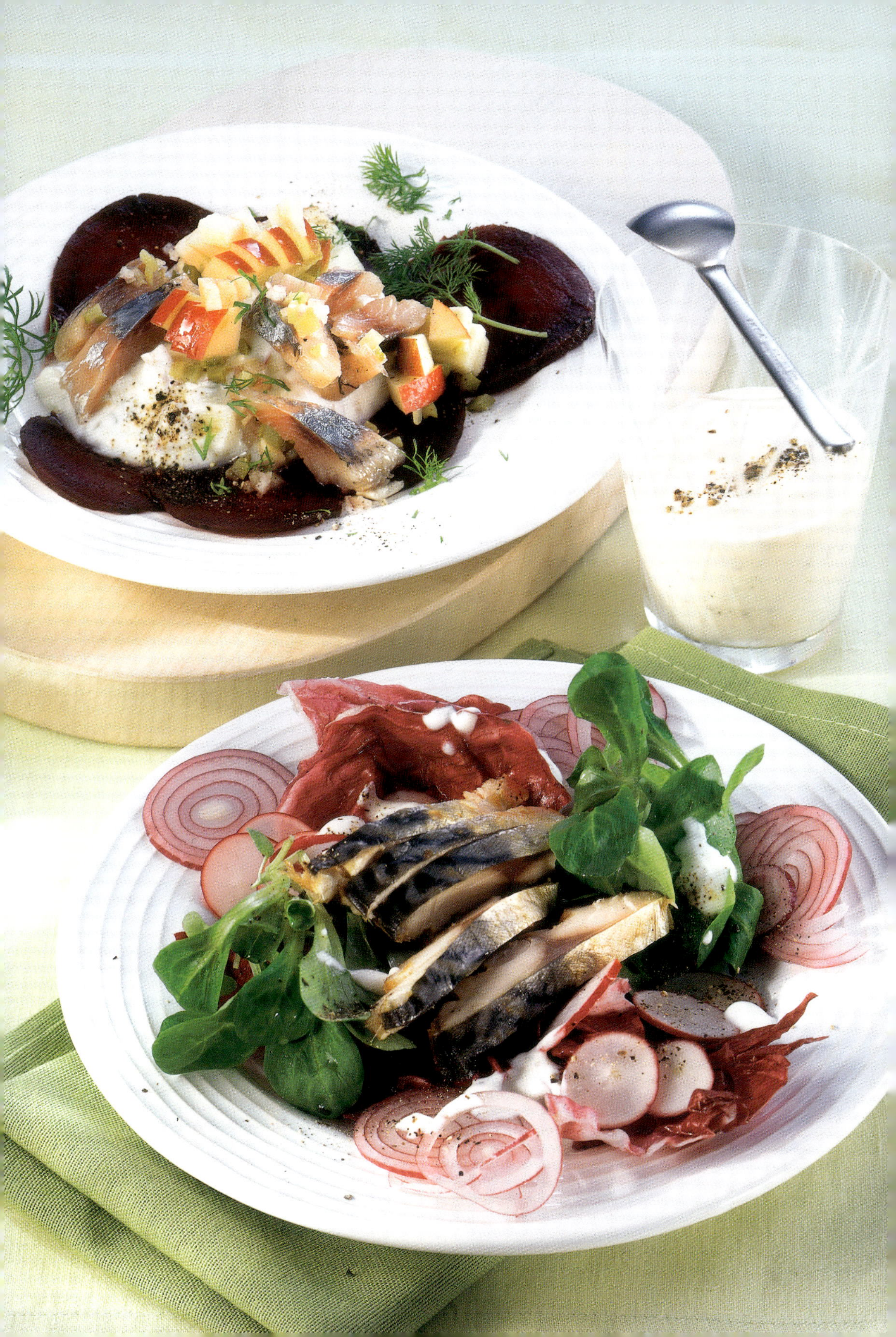

Spargel-Pilz-Salat mit gebratenem Hähnchen

FÜR 2 PERSONEN

250 g grüner Spargel
1 kleine rote Paprikaschote
1 Frühlingszwiebel
100 g Shiitake-Pilze (ersatzweise Champignons)
200 g Hähnchenbrustfilet
1/2 Limette (ersatzweise Zitrone)
1 EL Cashewkerne
1 EL Rapsöl
1 EL helle Sojasoße
1/2 TL gehackter Ingwer
Salz, Chilipulver

ZUBEREITUNG: ca. 20 Min.

1. Den Spargel waschen, das untere Drittel dünn schälen, holzige Endstücke abschneiden. Die Stangen in 3 cm lange Stücke teilen und in einem Dämpfeinsatz über Wasserdampf zugedeckt in 7 Min. bissfest garen.
2. Die Paprika waschen, halbieren, putzen und in dünne Streifen schneiden. Frühlingszwiebel waschen, putzen und in Ringe schneiden. Pilze trocken abbürsten und in Scheiben schneiden.
3. Das Filet waschen, trockentupfen und in Streifen schneiden. Die Limette auspressen, die Cashews halbieren.
4. 1/2 EL Öl im Wok erhitzen. Die Pilze darin unter Rühren kurz braten, salzen. Herausnehmen.
5. 1/2 EL Öl im Wok erhitzen und das Fleisch darin unter Rühren kurz braten. Mit Sojasoße ablöschen und unter Rühren weiterbraten, bis die Flüssigkeit verdampft und das Fleisch gar ist.
6. Spargel, Pilze, Paprika, Frühlingszwiebel, Fleisch, Cashews, Limettensaft und Ingwer mischen. Den Salat mit Salz und Chilipulver abschmecken.

Nährwerte pro Portion:

235 kcal • **29 g** Eiweiß • **9 g** Fett • **10 g** Kohlenhydrate • **6 g** Ballaststoffe

Wintersalat mit Putenbrust

FÜR 2 PERSONEN

1/2 Kopf Endiviensalat
1 Möhre
40 g Sellerie
100 g Weißkraut
1 Bund Schnittlauch
3 EL Sprossen (Alfalfa, Linsen, Radieschen)
150 g geräucherte Putenbrust (Aufschnitt)
150 g fettarmer Joghurt (1,5 % Fett)
1 EL Rapsöl
1 EL Senf
Salz, Pfeffer

ZUBEREITUNG: ca. 15 Min.

1. Den Endiviensalat zerteilen, waschen, trockenschleudern und in feine Streifen schneiden. Die Möhre putzen, dünn schälen und in sehr feine Stifte schneiden. Den Sellerie schälen und fein raspeln. Das Weißkraut waschen, putzen und fein hobeln.
2. Den Schnittlauch waschen, trockenschütteln und fein schneiden. Die Sprossen abbrausen und abtropfen lassen. Die Putenbrust in feine Streifen schneiden.
3. Den Joghurt mit Öl, Senf und Schnittlauch verrühren. Mit Salz und Pfeffer würzen.
4. Endiviensalat, Möhre, Sellerie, Weißkraut und Putenbrust locker mit dem Dressing mischen. Den Salat mit den Sprossen bestreuen.

SOMMERSALAT

Bereiten Sie diesen sättigenden Salat in der heißen Jahreszeit mit Rucola, grob geraspelten Zucchini, Tomaten, Paprika und Gurke zu.

Nährwerte pro Portion:

210 kcal • **33 g** Eiweiß • **2 g** Fett • **15 g** Kohlenhydrate • **8 g** Ballaststoffe

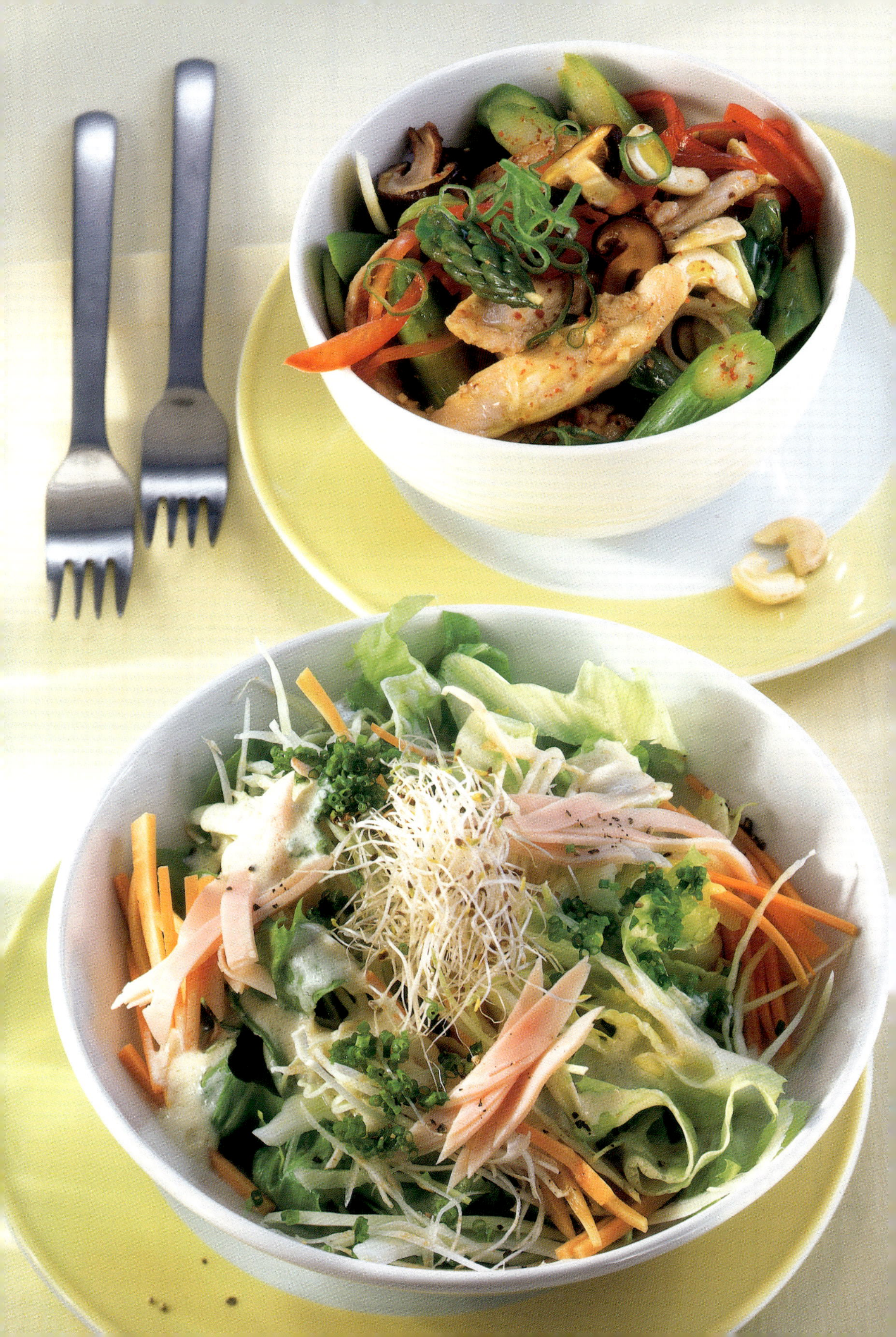

Gemüsesuppe

mit Tofuklößchen

FÜR 4 PERSONEN

FÜR DIE GEMÜSESUPPE

1 Zwiebel
2 Knoblauchzehen
2 Möhren
2 Stangen Staudensellerie
100 g Spinat
1 Tomate
1/2 Bund Petersilie
1 EL Rapsöl
1 l Gemüsebrühe

FÜR DIE TOFUKLÖSSCHEN

1 Frühlingszwiebel
150 g Tofu
2 EL Semmelbrösel
1 Eiweiß
1/2 TL gehackter Ingwer
2 TL Sojasoße
1/2 TL abgeriebene Zitronenschale
Muskatnuss, Salz, Chilipulver

ZUBEREITUNG: ca. 30 Min.

1. Zwiebel und Knoblauch abziehen und fein hacken. Die Möhren putzen und dünn schälen. Den Sellerie waschen und harte Fäden abziehen. Beides in feine Scheiben schneiden. Den Spinat putzen, waschen, abtropfen lassen und mundgerecht zerteilen.

2. Den Stielansatz der Tomate entfernen. Die Tomate kurz überbrühen, häuten und entkernen. Das Fruchtfleisch klein würfeln. Die Petersilie waschen, trockenschütteln und fein hacken.

3. Das Öl in einem großen Topf erhitzen. Zwiebel und Knoblauch darin bei schwacher Hitze glasig dünsten. Mit Gemüsebrühe aufgießen und die Suppe zugedeckt 10 Min. köcheln lassen.

4. Für die Tofuklößchen die Frühlingszwiebel waschen, putzen und fein schneiden. Den Tofu mit der Gabel fein zerdrücken. Beides mit Semmelbröseln, Eiweiß, Ingwer, Sojasoße, Zitronenschale und 1 EL Petersilie zu einer geschmeidigen Masse verkneten. Mit Muskatnuss, Salz und Chilipulver abschmecken.

5. Die Möhren- und Selleriescheiben in die Suppe rühren und 2 Min. köcheln lassen.

6. Von der Tofumasse mit zwei Teelöffeln kleine Klößchen abstechen. Die Klößchen in die Suppe gleiten lassen und ca. 5 Min. darin ziehen lassen. Den Spinat und die Tomatenwürfel unterrühren und die Suppe weitere 2 Min. köcheln lassen. Mit Petersilie bestreut servieren.

FLEXIBEL KOCHEN

In Salzwasser gekocht schmecken die Tofuklößchen auch als Einlage in einer kräuterwürzigen Tomatensuppe. Dafür 1 kg reife, klein geschnittene Tomaten, 2 abgezogene Knoblauchzehen, 100 ml Wasser, 1 Lorbeerblatt, Oregano und Thymian zum Kochen bringen. Die Suppe ca. 10 Min. zugedeckt köcheln lassen. Mit etwas Instant-Gemüsebrühe und Pfeffer würzen und im Mixer oder mit dem Zauberstab fein pürieren.

Nährwerte pro Portion:

120 kcal • **8 g** Eiweiß • **5 g** Fett • **10 g** Kohlenhydrate • **4 g** Ballaststoffe

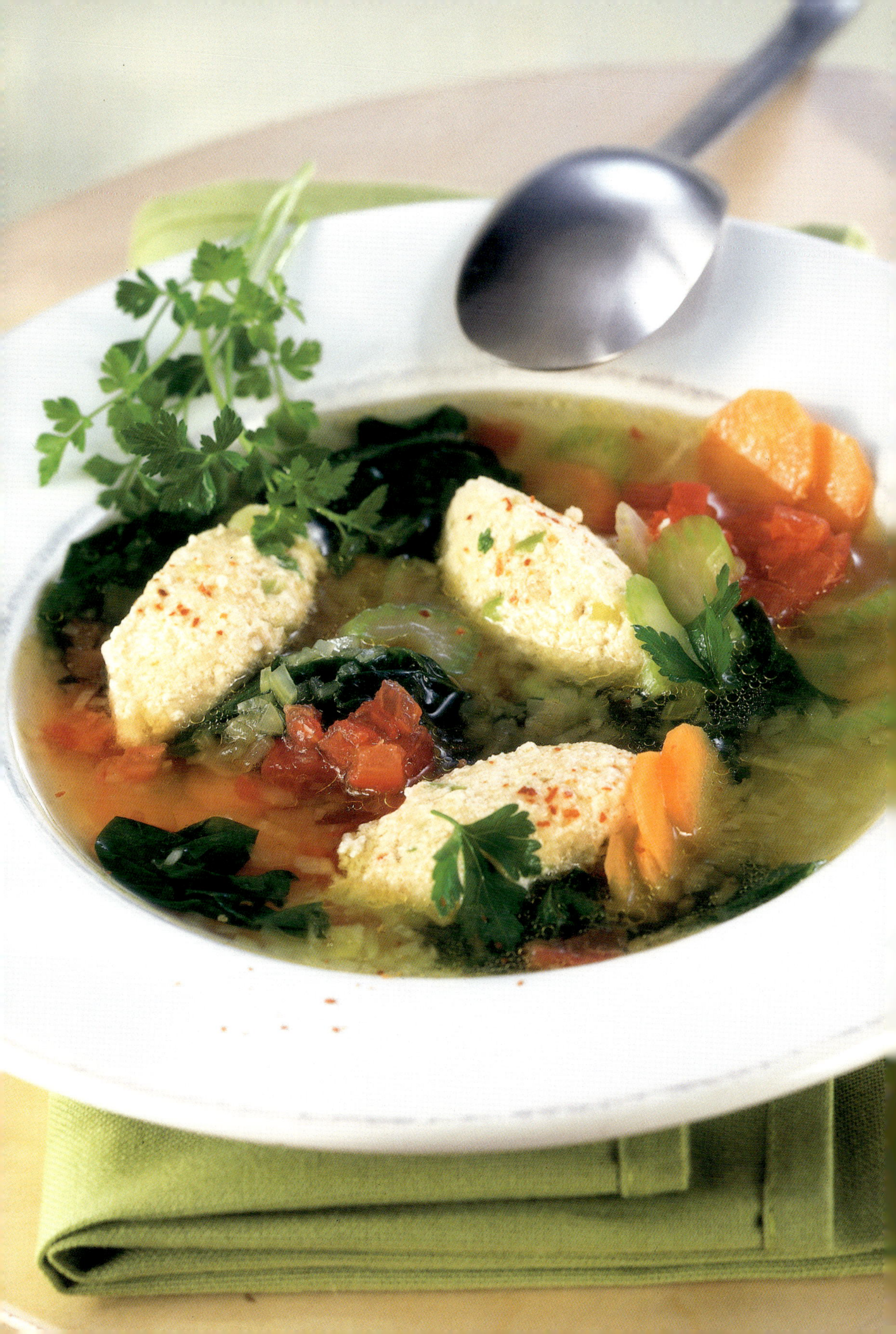

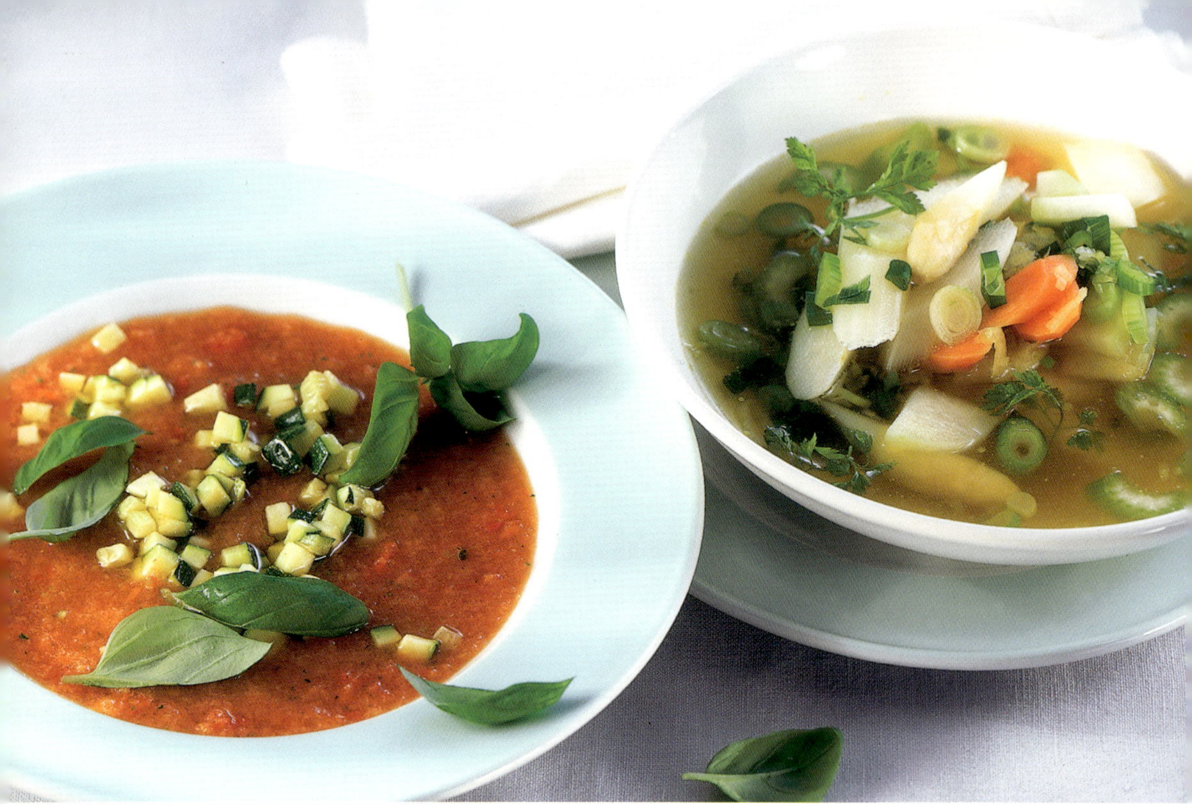

Orangerote Gemüsecremesuppe

FÜR 2 PERSONEN
1 kleine Zwiebel
1 Knoblauchzehe
2 rote Paprikaschoten
1 Möhre
1 Tomate
100 g Zucchini
1/2 Bund Basilikum
1 EL Rapsöl
Salz, Piment, Muskatnuss
500 ml Gemüsebrühe

ZUBEREITUNG: ca. 30 Min.

1. Zwiebel und Knoblauch abziehen und hacken. Die Paprika waschen, halbieren, putzen und in Streifen schneiden. Die Möhre putzen, dünn schälen und in Scheiben schneiden. Die Tomate waschen, den Stielansatz entfernen und in Spalten teilen. Die Zucchini waschen, putzen und sehr fein würfeln. Das Basilikum fein schneiden.

2. 1/2 EL Öl in einem beschichteten Topf erhitzen und die Zwiebel darin glasig dünsten. Knoblauch, Paprika und Möhre einstreuen, leicht salzen und unter Rühren kurz anbraten. Mit Piment und Muskatnuss würzen.

3. Die Gemüsebrühe angießen und die Suppe zugedeckt ca. 10 Min. kochen lassen. Die Tomate unterrühren und weitere 5 Min. köcheln lassen. Die Suppe im Mixer oder mit dem Zauberstab fein pürieren und durch ein Sieb streichen.

4. 1/2 EL Öl in einer beschichteten Pfanne erhitzen und die Zucchiniwürfel darin unter Rühren kurz anbraten. Leicht salzen.

5. Die Suppe portionsweise anrichten und mit den Zucchiniwürfeln und Basilikum bestreuen.

Nährwerte pro Portion:

150 kcal • **5 g** Eiweiß • **6 g** Fett • **18 g** Kohlenhydrate • **10 g** Ballaststoffe

Schlank-durchs-Jahr-Suppe

FÜR 2 PERSONEN
300 g weißer Spargel
2 Stangen Staudensellerie
1 junger Kohlrabi
1 junge Möhre
2 Frühlingszwiebeln
1 Bund Kerbel
1 Schalotte
1 EL Rapsöl
1 l Gemüsebrühe
Muskatnuss, Liebstöckel
Salz, Pfeffer

ZUBEREITUNG: ca. 30 Min.

SUPER-SCHLANK-FORMEL

Pro Person ca. 300 g Gemüse, 500 ml Gemüsebrühe und 1/2 EL Öl – dafür bekommen Sie zwei große Teller Gemüsesuppe, die insgesamt nicht mehr als ca. 130 kcal und 6 g Fett enthalten. Nach diesem Grundrezept mit »Schlank-Formel« können Sie sämtliche Gemüse im Einklang mit den Jahreszeiten verarbeiten.

1. Den Spargel waschen, schälen und holzige Endstücke abschneiden. Die Stangen in 2 cm lange Stücke schneiden. Den Sellerie waschen und harte Fäden abziehen. Kohlrabi und Möhre putzen und dünn schälen. Sellerie, Kohlrabi und Möhre in 5 mm dicke Scheiben schneiden. Die Frühlingszwiebeln waschen, putzen und in Ringe schneiden. Den Kerbel waschen, trockenschütteln und fein hacken. Die Schalotte abziehen und sehr fein hacken.
2. Das Öl erhitzen und die Schalotte darin bei schwacher Hitze glasig dünsten. Die Gemüsebrühe angießen, mit Muskatnuss und Liebstöckel würzen und die Suppe zugedeckt 5 Min. kochen lassen.
3. Die Spargelstücke, Sellerie-, Kohlrabi- und Möhrenscheiben in die Suppe rühren und zugedeckt in ca. 8 Min. bissfest garen. Die Frühlingszwiebeln unterrühren und die Suppe noch 1 Min. köcheln lassen.
4. Die Suppe mit Salz und Pfeffer abschmecken und den Kerbel unterziehen.

VARIANTEN

Sommersuppe
Für 2 Personen 1 Zwiebel, 2 Knoblauchzehen, 200 g Brokkoli, 100 g Zucchini, 1 Tomate, 100 g grüne Bohnen, 100 g junge grüne Erbsen, 1 EL Rapsöl, 1 l Gemüsebrühe, Thymian, Oregano, Basilikum.

Herbstsuppe
Für 2 Personen 1 Zwiebel, 2 Knoblauchzehen, 300 g Kürbis, 1 grüne Paprikaschote, 2 Tomaten, 1 EL Rapsöl, 1 l Gemüsebrühe, Lorbeer, Piment, Petersilie.

Wintersuppe
Für 2 Personen 1 Zwiebel, 1 Rote Bete, 1 Möhre, 100 g Sellerie, 50 g Petersilienwurzel, 200 g Lauch, 1 EL Rapsöl, 1 l Gemüsebrühe, Koriander, Muskatnuss, Ingwer, Dill.

Nährwerte pro Portion:

130 kcal • **6 g** Eiweiß • **6 g** Fett • **12 g** Kohlenhydrate • **8 g** Ballaststoffe

Blumenkohl-Kartoffel-Cremesuppe

FÜR 4 PERSONEN
1 Zwiebel
1 Kartoffel
300 g Blumenkohl
1 kleine rote Paprikaschote
4 EL Gartenkresse
1 EL Rapsöl
2–3 TL Instant-Gemüsebrühe
1 TL Liebstöckel
Muskatnuss, Piment
500 ml Sojamilch (ersatzweise fettarme Milch)
Salz, Pfeffer
2 Scheiben Vollkorntoast
ZUBEREITUNG: ca. 30 Min.

1. Die Zwiebel abziehen und fein hacken. Die Kartoffel waschen, schälen und würfeln. Blumenkohl und Paprika waschen und putzen. Den Blumenkohl in Röschen teilen, die Paprika sehr fein würfeln. Die Kresse waschen und abtropfen lassen.

2. Das Öl erhitzen und die Zwiebel darin bei schwacher Hitze glasig dünsten. Die Kartoffel unter Rühren kurz mitbraten. 500 ml Wasser angießen und mit Instant-Gemüsebrühe, Liebstöckel, Muskatnuss und Piment würzen.

3. Die Suppe zum Kochen bringen und zugedeckt 12 Min. köcheln lassen. Die Blumenkohlröschen einrühren und zugedeckt 8 Min. darin köcheln lassen.

4. Die Sojamilch angießen und die Suppe im Mixer oder mit dem Zauberstab fein pürieren. Nochmals kurz erhitzen.

5. Die Toasts rösten und in Würfel schneiden. Die Suppe mit den Paprikawürfeln und der Kresse bestreuen. Mit den Brotwürfeln servieren.

Nährwerte pro Portion:

165 kcal • **9 g** Eiweiß • **6 g** Fett • **18 g** Kohlenhydrate • **9 g** Ballaststoffe

Misosuppe mit Tofu

FÜR 2 PERSONEN
10 g getrocknete Wakame
1 Möhre
100 g Brokkoli
2 Frühlingszwiebeln
100 g Tofu
2 EL Reismiso (ersatzweise Gerstenmiso)
600 ml schwach gesalzene Gemüsebrühe
2 TL gerösteter Sesam
ZUBEREITUNG: ca. 10 Min.

1. Die Wakame 5 Min. in kaltem Wasser einweichen. Abgießen und abtropfen lassen. Die harte Mittelrippe entfernen und die Wakame in Stücke schneiden.

2. Möhre, Brokkoli und Frühlingszwiebeln waschen und putzen. Die Möhre in dünne Scheiben, die Frühlingszwiebeln in feine Ringe schneiden, den Brokkoli in Röschen teilen. Den Tofu klein würfeln. Das Miso mit 2 EL kaltem Wasser verrühren.

3. Die Gemüsebrühe zum Kochen bringen. Die Möhre, den Brokkoli und Tofu darin 4 Min. zugedeckt köcheln lassen.

4. Die Suppe vom Herd nehmen und die Misopaste einrühren. Die Wakame untermischen und die Suppe mit Frühlingszwiebeln und Sesam bestreuen.

EINKAUFSTIPP

Die mineralstoffreichen Wakame-Algen und die würzige Misopaste gehören zu den wenigen pflanzlichen Lebensmittel, die Vitamin B12 enthalten. Beides erhalten Sie in Naturkostgeschäften und asiatischen Lebensmittelläden.

Nährwerte pro Portion:

140 kcal • **7 g** Eiweiß • **11 g** Fett • **9 g** Kohlenhydrate • **7 g** Ballaststoffe

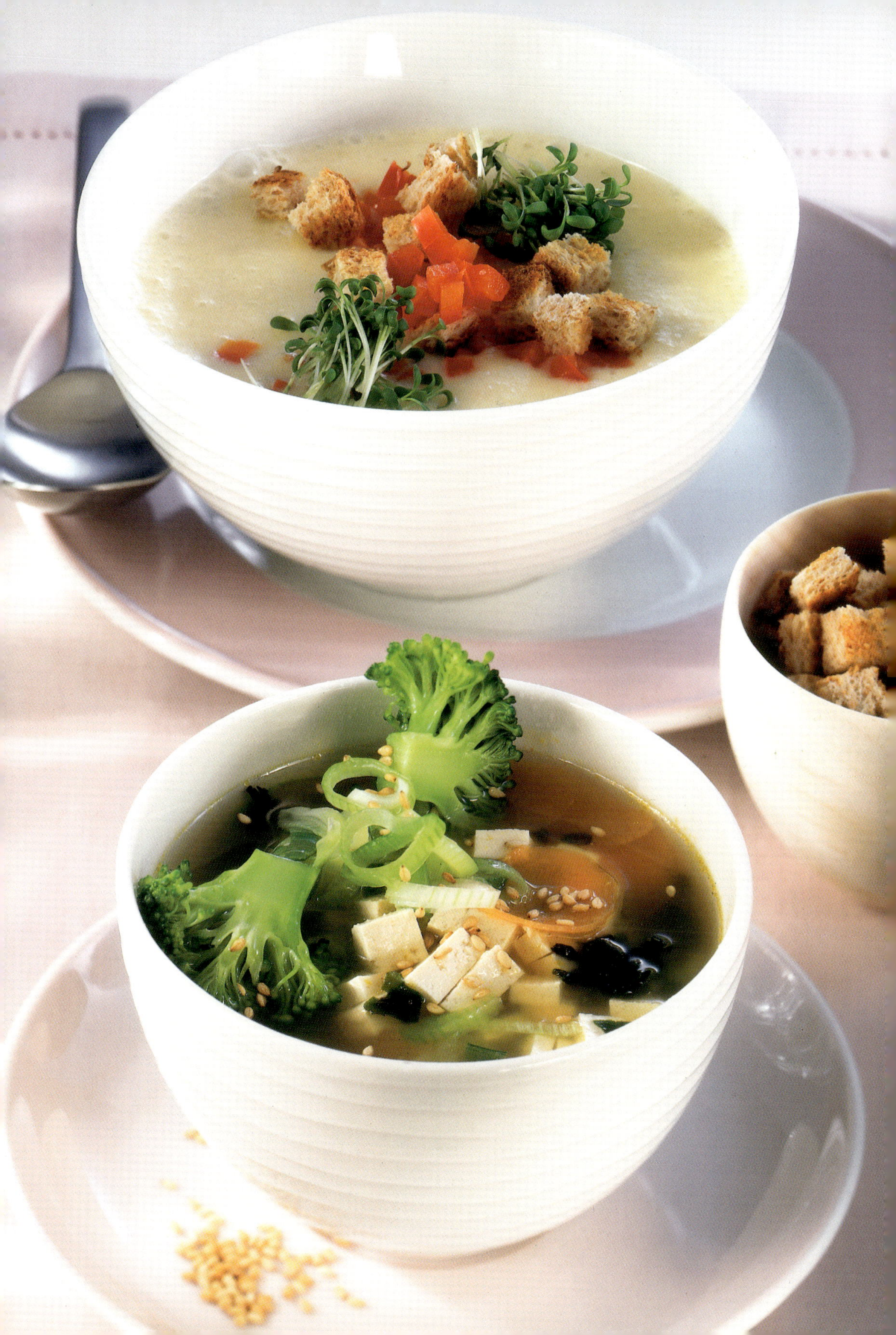

Grasgrüne Suppe mit Lachs

FÜR 2 PERSONEN

100 g Lauch
150 g Lachsfilet
500 ml Gemüsebrühe
1 Stück unbehandelte Zitronenschale
Muskatnuss
150 g tiefgekühlte junge Erbsen
2 TL Zitronensaft
Salz, schwarzer Pfeffer
1 EL gehackte Petersilie
4 Minzeblättchen

ZUBEREITUNG: ca. 15 Min.

1. Den Lauch putzen, längs halbieren, waschen und in dünne Streifen schneiden. Den Lachs kalt abspülen, trockentupfen und in Stücke schneiden.

2. 250 ml Gemüsebrühe aufkochen. Den Lauch und Zitronenschale einstreuen, mit Muskatnuss würzen und zugedeckt ca. 7 Min. kochen lassen. Die Erbsen einrühren und weitere 2 Min. köcheln lassen. Die Suppe im Mixer oder mit dem Zauberstab pürieren und durch ein Sieb streichen.

3. 250 ml Gemüsebrühe zum Kochen bringen und die Lachsstücke ca. 4 Min. darin garen.

4. Die Gemüsesuppe nochmals kurz erhitzen und den Fischsud sowie den Lachs vorsichtig unterrühren. Mit Zitronensaft, Salz und Pfeffer abschmecken. Mit Petersilie und Minze bestreut servieren.

VARIANTE

Die Suppe mit tiefgekühltem Hoki (Block) zubereiten. Dafür den gefrorenen Hoki mit einem großen, in heißes Wasser getauchten Messer in Würfel schneiden.

Nährwerte pro Portion:

90 kcal • **10 g** Eiweiß • **3 g** Fett • **6 g** Kohlenhydrate • **3 g** Ballaststoffe

China-Fischsuppe »ra-sant«

FÜR 2 PERSONEN

1 Knoblauchzehe
1 kleine Möhre
100 g Champignons
2 Frühlingszwiebeln
300 g Kabeljaufilet (ersatzweise Seeteufelfilet)
500 ml schwach gesalzene Gemüsebrühe
1 EL Sojasauce
1 EL Medium Sherry
1/2 TL gehackter Ingwer
Chilipulver, Salz
1 EL Rapsöl
2 Zitronenscheiben

ZUBEREITUNG: ca. 15 Min.

1. Den Knoblauch abziehen und hacken. Die Möhre putzen, dünn schälen und in feine Stifte schneiden. Die Champignons trocken abbürsten und in Scheiben schneiden. Die Frühlingszwiebeln waschen, putzen und in Ringe schneiden. Das Fischfilet kalt abspülen, trockentupfen und in Stücke schneiden.

2. Die Gemüsebrühe mit Sojasauce, Sherry, Ingwer und Chilipulver zum Kochen bringen. Die Fischstücke einlegen und ca. 4 Min. darin gar ziehen lassen.

3. Das Öl im Wok erhitzen. Knoblauch und Möhrenstifte darin 1 Min. unter Rühren braten. Die Pilze einstreuen, leicht salzen und 1 Min. unter Rühren mitbraten.

4. Das Gemüse in die heiße Brühe rühren. Die Suppe mit Salz abschmecken und vom Herd nehmen. Portionsweise mit den Frühlingszwiebeln bestreuen und mit den Zitronenscheiben anrichten.

Nährwerte pro Portion:

165 kcal • **20 g** Eiweiß • **6 g** Fett • **7 g** Kohlenhydrate • **3 g** Ballaststoffe

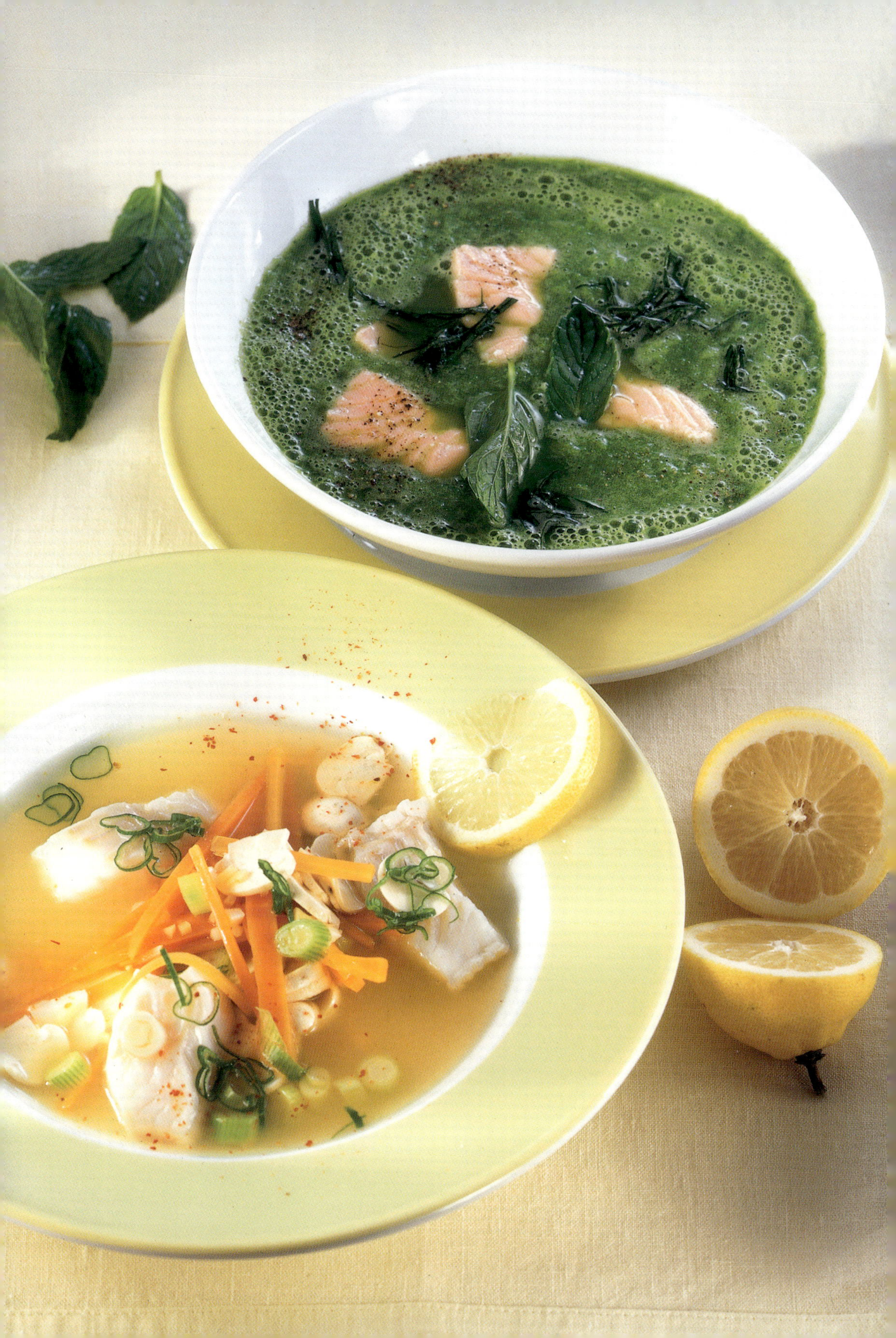

Kräuterwürzige

Fischsuppe »Kreta«

FÜR 4 PERSONEN

1 große Zwiebel
4 Knoblauchzehen
1 kleine Aubergine
1 grüne Paprikaschote
1 kleiner Zucchino
2 Tomaten
1 kleines Bund Petersilie
500 g Kabeljaufilet (ersatzweise Seeteufelfilet)
100 g Garnelen
2 EL Olivenöl
1,5 l Gemüsebrühe
1 TL gehackter Thymian
1 TL gehackter Oregano
Salz, Pfeffer
2 EL Zitronensaft

ZUBEREITUNG: ca. 30 Min.

1. Zwiebel und Knoblauch abziehen. Die Zwiebel in dünne Ringe, den Knoblauch in feine Scheiben schneiden. Die Aubergine waschen, putzen und längs halbieren. Die Hälften in dünne Scheiben schneiden. Die Paprika waschen, halbieren, putzen und in dünne Streifen schneiden. Den Zucchino waschen, putzen und in Scheiben schneiden.
2. Die Stielansätze der Tomaten entfernen. Die Tomaten kurz überbrühen und häuten. Das Fruchtfleisch in Stücke schneiden. Die Petersilie waschen, trockenschütteln und fein hacken.
3. Das Fischfilet und die Garnelen kalt abspülen und trockentupfen. Den Fisch in Stücke schneiden.
4. Das Öl in einem flachen Topf erhitzen und die Zwiebel darin bei schwacher Hitze glasig dünsten. Den Knoblauch, die Aubergine und die Paprika unter Rühren darin anbraten. Die Tomatenwürfel und die Hälfte der Petersilie einstreuen und unter Rühren kurz erhitzen.
5. Die Gemüsebrühe angießen und mit Thymian und Oregano würzen. Die Suppe zum Kochen bringen und zugedeckt ca. 12 Min. bei schwacher Hitze köcheln lassen. Die Gemüse sollen weich sein, aber nicht zerfallen.
6. Die Fischstücke, Garnelen und Zucchinischeiben einlegen und ca. 4 Min. in der leicht kochenden Suppe garen.
7. Die Suppe mit Salz, Pfeffer und Zitronensaft abschmecken und mit der restlichen Petersilie bestreuen.

VEREDELUNG

Ein paar Safran-Fäden zerreiben und die Suppe mit dem wertvollsten aller Gewürze so auf ganz natürliche Art goldgelb färben.

Reichen Sie zu dieser üppigen Suppe, wie auf Kreta traditionell üblich, Vollkornbrot aus sehr fein gemahlenem Weizen. Diese Suppe können Sie auch als Hauptgericht servieren.

Nährwerte pro Portion:

235 kcal • **31 g** Eiweiß • **7 g** Fett • **11 g** Kohlenhydrate • **5 g** Ballaststoffe

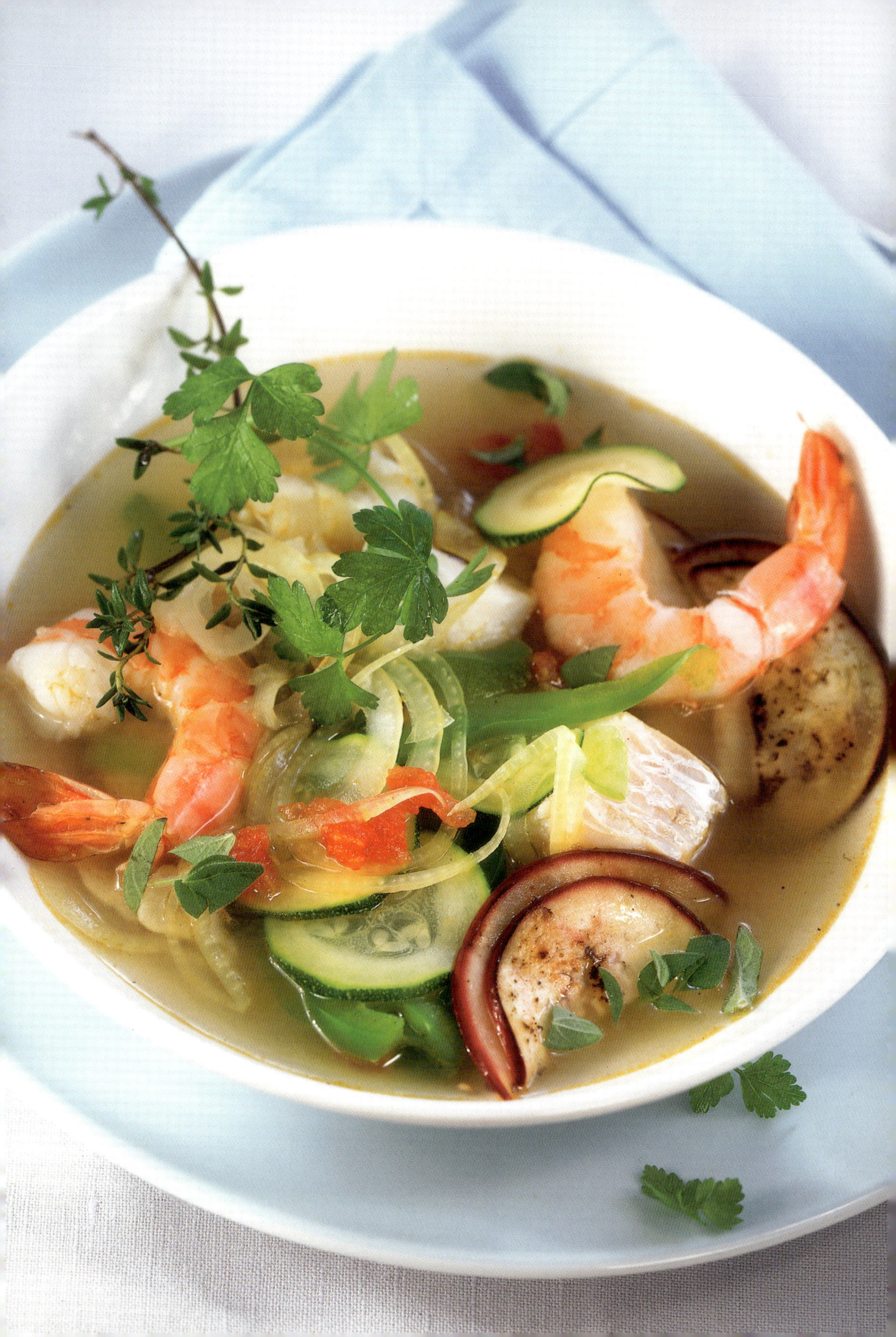

Toskanischer Nudeltopf mit Hähnchen und Steinpilzen

FÜR 2 PERSONEN

20 g getrocknete Steinpilze
1 kleine Zwiebel
200 g Wirsing
50 g Sellerie
1 kleine Möhre
100 g Lauch
150 g Hähnchenbrustfilet
1 EL Öl
2–3 TL Instant-Gemüsebrühe
1 TL gehackter Liebstöckel (ersatzweise getrockneter Liebstöckel)
Muskatnuss, Pfeffer
100 g dicke Suppennudeln
1 EL geriebener Parmesan

ZUBEREITUNG: ca. 30 Min.

1. Die Steinpilze in 250 ml Wasser 20 Min. einweichen. Abgießen, die Einweichflüssigkeit auffangen. Die Pilze grob hacken.
2. Die Zwiebel abziehen und in Ringe schneiden. Den Wirsing waschen, putzen und in Streifen schneiden. Sellerie und Möhre putzen und dünn schälen. Beides in Würfel schneiden. Den Lauch putzen, gründlich waschen und in Scheiben schneiden. Das Hähnchenfilet waschen, trockentupfen und in Streifen schneiden.
3. Das Öl erhitzen und die Zwiebel darin anbraten. Wirsing, Sellerie, Möhre und Lauch einstreuen, unter Rühren anbraten.
4. Die Einweichflüssigkeit und 500 ml Wasser zum Gemüse gießen. Die Suppe mit Instant-Gemüsebrühe, Liebstöckel, Muskatnuss und Pfeffer würzen und zugedeckt 7 Min. kochen lassen. Das Hähnchenfleisch und die Pilze unterrühren und 5 Min. darin garen.
5. Die Nudeln nach Packungsangabe in kochendem Salzwasser bissfest garen. Abgießen und abtropfen lassen. In einer Schüssel mit der Suppe übergießen. Mit Parmesan servieren.

Nährwerte pro Portion:

395 kcal • **33 g** Eiweiß • **9 g** Fett • **45 g** Kohlenhydrate • **11 g** Ballaststoffe

Gelbe Erbsencremesuppe

FÜR 4 PERSONEN

250 g getrocknete gelbe Spalterbsen
1 Zwiebel
1 Knoblauchzehe
2 EL Olivenöl
1 Lorbeerblatt
1 Tomate
2 Frühlingszwiebeln
2–3 TL Instant-Gemüsebrühe
Muskatnuss, Pfeffer
2 TL Zitronensaft
1 TL gehackte Minze

ZUBEREITUNG: ca. 15 Min.
GARZEIT: ca. 50 Min.

1. Die Erbsen waschen, verlesen und abtropfen lassen. Zwiebel und Knoblauch abziehen und hacken.
2. Die Erbsen mit Zwiebeln, Knoblauch und 1,25 l Wasser zum Kochen bringen. Öl und Lorbeer einrühren und die Erbsen zugedeckt in ca. 50 Min. weich kochen.
3. Die Tomate waschen, den Stielansatz entfernen und fein würfeln. Die Frühlingszwiebeln waschen, putzen und in Ringe schneiden.
4. Das Lorbeerblatt entfernen und die Suppe im Mixer oder mit dem Zauberstab fein pürieren. Mit Instant-Gemüsebrühe, Muskatnuss und Pfeffer würzen.
5. Die Suppe nochmals kurz erhitzen und mit Zitronensaft abschmecken. Mit den Tomatenwürfeln, Frühlingszwiebeln und Minze bestreut servieren.

WIE DER BLITZ

Der Arbeitsaufwand dieser preiswerten Suppe geht gegen null. Wer mag, kocht die Erbsen im Schnellkochtopf. Unter Druck sind sie bereits nach ca. 20 Min. gar.

Nährwerte pro Portion:

245 kcal • **16 g** Eiweiß • **6 g** Fett • **31 g** Kohlenhydrate • **13 g** Ballaststoffe

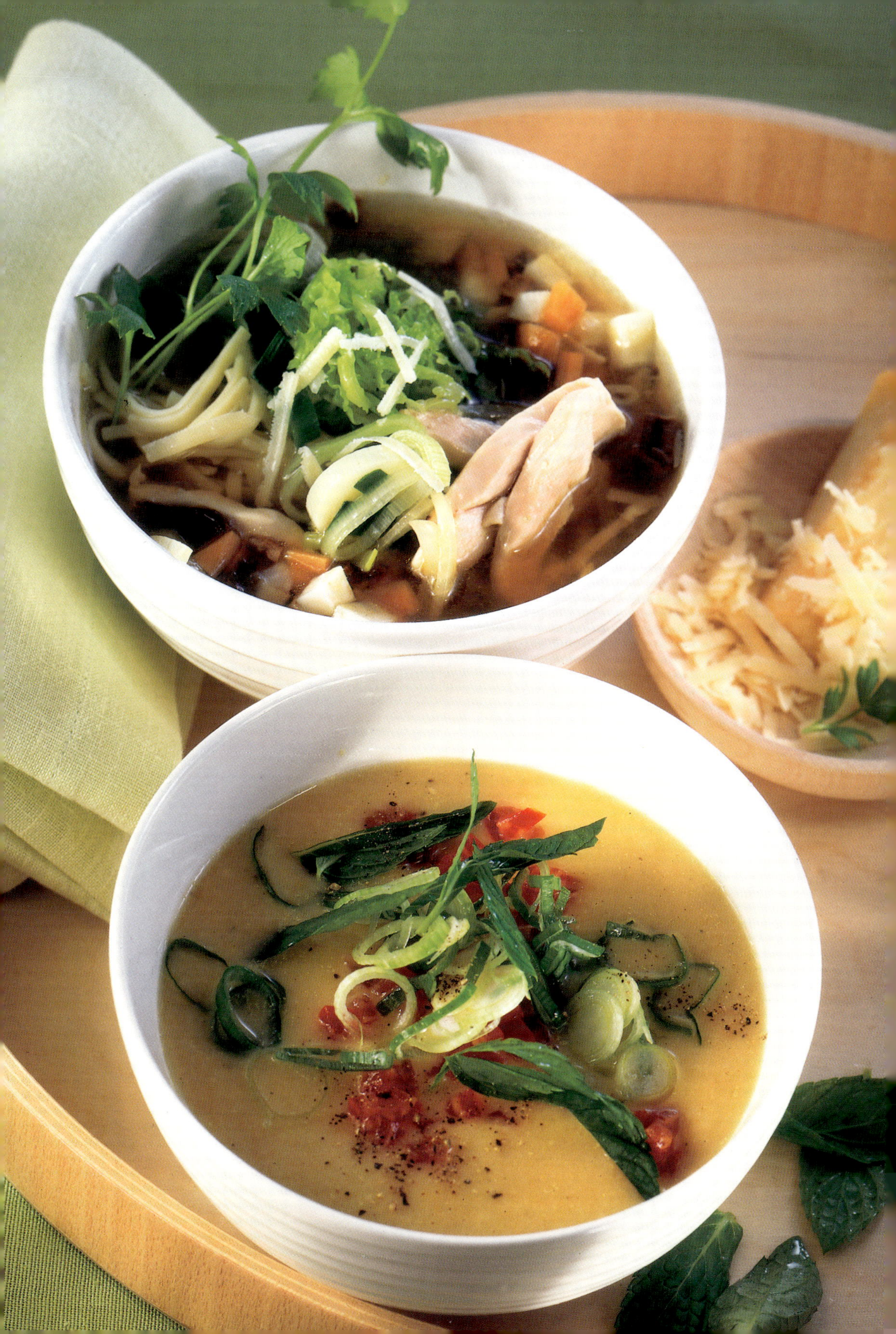

Zucchini-Pasta

mit Rucola, Kräutern und Pinienkernen

FÜR 4 PERSONEN

2 EL Pinienkerne
600 g kleine, feste Zucchini
2 Frühlingszwiebeln
4 Knoblauchzehen
1/2 Bund Rucola
4 frische Oreganozweige
8 frische Minzeblättchen
1/2 Bund Basilikum
4 getrocknete Tomaten
250 g Spaghetti (aus Hartweizen, Soja oder Hirse)
2 EL Olivenöl
Salz, Pfeffer
2–3 EL Zitronensaft
1/2 TL abgeriebene Zitronenschale

ZUBEREITUNG: ca. 30 Min.

1. Die Pinienkerne in einer beschichteten Pfanne ohne Fett hellbraun rösten. Grob hacken.
2. Zucchini und Frühlingszwiebeln waschen und putzen. Die Zucchini in sehr dünne Scheiben, die Frühlingszwiebeln in Ringe schneiden. Den Knoblauch abziehen und fein hacken.
3. Den Rucola waschen, trockenschleudern, die harten Stiele entfernen und mundgerecht zerpflücken. Oregano und Minze waschen und trockenschütteln. Mit dem Basilikum fein schneiden. Die Tomaten in dünne Streifen schneiden.
4. Die Nudeln nach Packungsangabe in kochendem Salzwasser bissfest garen.
5. Kurz bevor die Nudeln gar sind, das Öl in einer beschichteten Pfanne erhitzen und den Knoblauch darin kurz anbraten. Die Zucchini einrühren, salzen und pfeffern. Unter Rühren bei starker Hitze braten, bis die Zucchini vom Rand her glasig werden, aber noch bissfest sind.
6. Die Spaghetti abgießen und abtropfen lassen. Mit den Zucchini, Zitronensaft und Zitronenschale, Frühlingszwiebeln, Rucola, Basilikum, Oregano, Minze, Tomatenstreifen und Pinienkernen mischen.
7. Die Zucchini-Pasta mit Salz und Pfeffer abschmecken und sofort servieren.

IM NU

Rasend schnell ist dieses knackig frische Pastagericht zubereitet. Während die Garzeit der Nudeln sich dem Ende zuneigt, werden Knoblauch und Zucchini einen Moment angebraten. Aber nur so lange, bis sich bei den Zucchini dieser köstliche und schnell vergängliche Zustand von nicht ganz gebraten, aber auch nicht mehr ganz roh einstellt.

Die Würze kommt von reichlich frischen Kräutern und – für Pasta etwas ungewöhnlich, aber sehr schmackhaft – von Zitronensaft und Zitronenschale. Wer mag, streut noch frisch geriebenen Parmesan über die Spaghetti.

Nährwerte pro Portion:

385 kcal • **13 g** Eiweiß • **9 g** Fett • **61 g** Kohlenhydrate • **9 g** Ballaststoffe

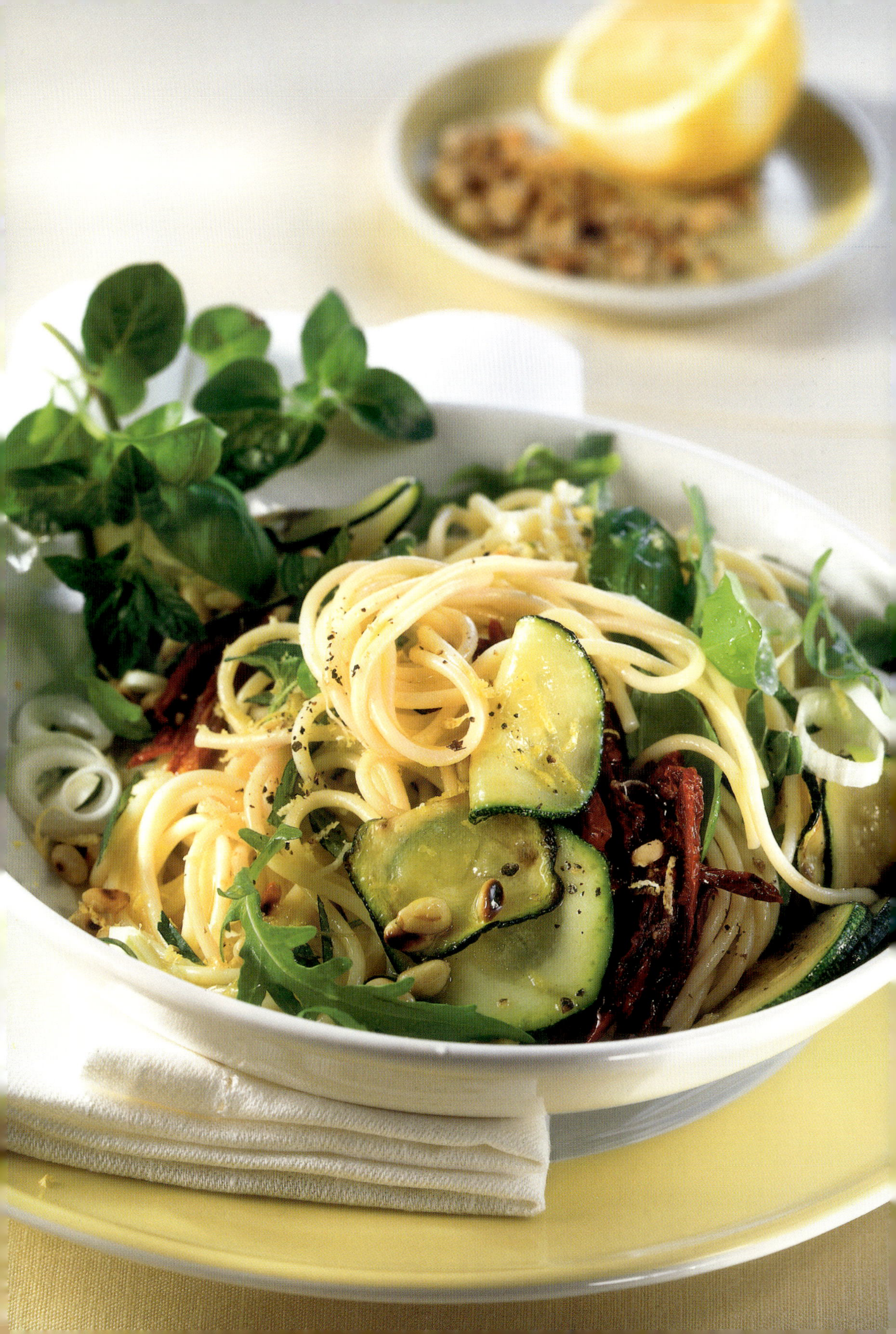

Asia-Nudeln

mit Sprossen, Tofu und Pilzen

FÜR 2 PERSONEN

100 g Tofu
3 EL helle Sojasauce
1 Knoblauchzehe
1 Möhre
1 rote Paprikaschote
100 g Lauch
100 g Shitake-Pilze (ersatzweise Champignons)
50 g Sojasprossen
100 g chinesische Weizennudeln
Salz, Chilipulver
2 EL trockener Sherry
1 EL Austernsauce
3 EL passierte Tomaten (Fertigprodukt)
1/2 TL gehackter Ingwer
1/2 TL Speisestärke
1 EL Öl
1 TL geröstetes Sesamöl
1 TL gerösteter Sesam

ZUBEREITUNG: ca. 30 Min.

1. Den Tofu kalt abspülen, trockentupfen und in kleine Würfel schneiden. Mit 2 EL Sojasauce mischen und 20 Min. marinieren lassen.
2. Den Knoblauch abziehen und hacken. Möhre putzen und dünn schälen. Paprika waschen, halbieren und entkernen. Lauch putzen, gründlich waschen und längs halbieren. Die Möhre in feine Stifte, die Paprika in Streifen und den Lauch in Scheiben schneiden.
3. Die Pilze trocken abbürsten und in dünne Scheiben schneiden. Die Sprossen abbrausen und abtropfen lassen.
4. Die Nudeln nach Packungsangabe in kochendem Salzwasser bissfest garen. Abgießen, kalt abspülen und abtropfen lassen.
5. Den Sherry mit Austernsauce, passierten Tomaten, 1 EL Sojasauce und Ingwer verrühren. Die Speisestärke mit 3 EL Wasser verquirlen.
6. Das Öl im Wok erhitzen und den Knoblauch und die Paprika darin unter Rühren 2 Min. braten. Leicht salzen. Die Möhre 1 Min. mitbraten. Den Lauch einstreuen und unter Rühren 1 Min. braten. Die Pilze kurz mitbraten. Den Tofu und die Sprossen untermischen und unter Rühren 1 Min. braten.
7. Die Nudeln unterheben und unter Rühren erhitzen. Die Sherrymischung und Speisestärke angießen. Alles unter Rühren erhitzen, bis die Sauce bindet.
8. Die Nudeln mit Sesamöl, Salz und Chilipulver abschmecken. Portionsweise anrichten und mit Sesam bestreuen.

SO KLAPPT'S MIT DEM WOK

1. Schneiden Sie harte Gemüse dünn und weiche Gemüse dicker.
2. Bevor Sie mit dem Kochen anfangen, müssen sämtliche Zutaten in Griffnähe stehen.
3. Bei Wok-Gerichten beginnen Sie erst mit dem Kochen, wenn die Gäste schon am Tisch sitzen. Die Garzeiten sind minimal.
4. Geben Sie zuerst die harten Gemüse und zuletzt die weichen Gemüse in den Wok. Jetzt heißt es: rühren, rühren, rühren!
5. Erst ganz zuletzt die Sauce angießen und nur so lange erhitzen, bis sie bindet.

Nährwerte pro Portion:

400 kcal • **18 g** Eiweiß • **13 g** Fett • **48 g** Kohlenhydrate • **5 g** Ballaststoffe

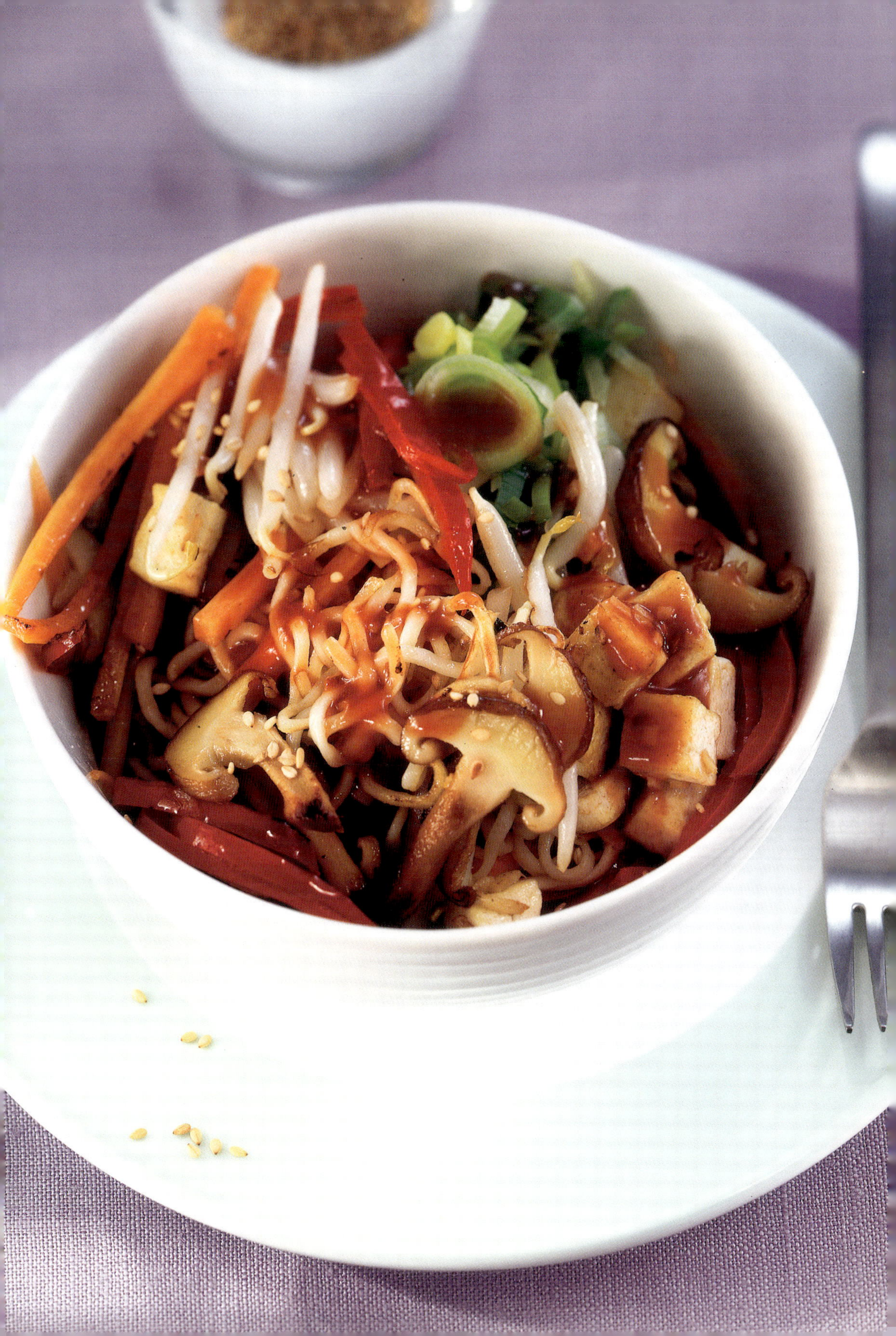

Makkaroni-Gratin

FÜR 2 PERSONEN

2 Knoblauchzehen
1 Fenchelknolle
1 kleiner Zucchino
100 g Lauch
120 g kurze Makkaroni (aus Hartweizen, ersatzweise Hörnchen)
1 EL Olivenöl
250 g passierte Tomaten (Fertigprodukt)
Thymian, Oregano
Salz, Pfeffer
3 EL saure Sahne
1 Eiweiß
Muskatnuss
20 g geriebener Emmentaler

ZUBEREITUNG: ca. 30 Min.
GARZEIT: 20 Min.

1. Den Knoblauch abziehen und hacken. Fenchel und Zucchino waschen und putzen. Beides in kleine Würfel schneiden. Den Lauch putzen, gründlich waschen und in feine Streifen schneiden.

2. Die Nudeln nach Packungsangabe in kochendem Salzwasser bissfest garen. Abgießen und abtropfen lassen.

3. 1/2 EL Öl in einer beschichteten Pfanne erhitzen. Den Knoblauch und Fenchel darin kurz anrösten. Den Lauch untermischen und kurz anbraten. Die passierten Tomaten zugießen. Die Sauce mit Thymian, Oregano, Salz und Pfeffer würzen und 5 Min. kochen lassen. Den Backofen vorheizen.

4. Eine ofenfeste Form mit 1/2 EL Öl ausstreichen. Die Makkaroni mit der Tomatensauce und den Zucchiniwürfeln mischen und in der Form verteilen.

5. Die saure Sahne mit dem Eiweiß verquirlen. Mit Salz, Pfeffer und Muskat würzen und gleichmäßig über die Nudeln verteilen. Das Gratin mit Käse bestreuen und im Ofen bei 200° (Mitte, Umluft 180°) 20 Min. backen.

PRAKTISCH!

Ein toller Tipp für die Resteküche: Nach diesem Grundrezept können Sie fast alle Gemüsereste prima verwerten. Das Gratin nach Geschmack einfach mit Fenchel, Zucchini oder Lauch zubereiten. Haben Sie zum Beispiel Brokkoli übrig? Die Röschen kurz im Wasserdampf garen und unter die Nudeln mischen. Pilze? Putzen, blättrig schneiden und roh in die Form geben. Paprika- und Auberginenstreifen am besten vorher kurz anbraten, Spinat leicht dünsten. Erlaubt ist, was schmeckt!

Nährwerte pro Portion:

565 kcal • **20 g** Eiweiß • **16 g** Fett • **59 g** Kohlenhydrate • **14 g** Ballaststoffe

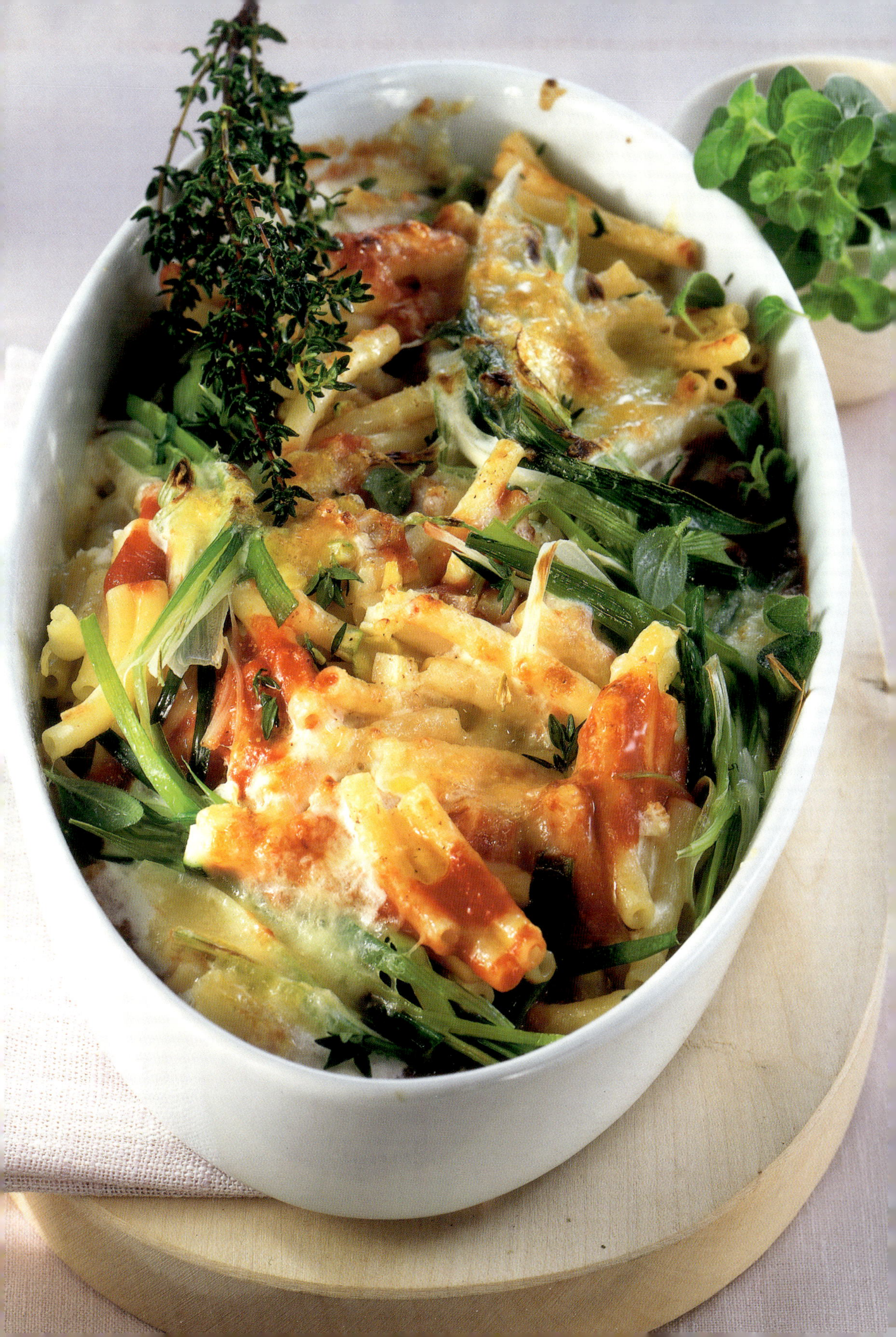

Auberginen-Lasagne

FÜR 4 PERSONEN

1 Zwiebel
3 Knoblauchzehen
1 kg Auberginen
1 kleine Möhre
50 g Sellerie
200 g Champignons
1 große Dose geschälte Tomaten (800 g Füllgewicht)
1 kleines Bund Petersilie
2 EL Olivenöl
1/2 TL Oregano
1/2 TL Thymian
1/2 TL Basilikum
Salz, Pfeffer
250 g Magerquark
2 Eiweiße
60 g geriebener Parmesan
Muskatnuss
200 g Lasagneblätter
Backpapier fürs Blech

ZUBEREITUNG: ca. 45 Min.
GARZEIT: ca. 30 Min.

1. Den Backofen vorheizen. Zwiebel und Knoblauch abziehen und hacken. Die Auberginen waschen, putzen und längs in 1 cm dicke Scheiben schneiden. Möhre und Sellerie putzen, dünn schälen und sehr fein würfeln. Die Champignons trocken abbürsten und sehr fein würfeln.

2. Die Tomaten in ein Sieb gießen, dabei den Saft auffangen. Die Tomaten in kleine Stücke schneiden. Die Petersilie waschen, trockenschütteln und hacken.

3. Ein Backblech mit Backpapier belegen. Die Auberginenscheiben dicht nebeneinander darauf legen, salzen und mit 1 EL Öl beträufeln. Die Auberginen im Ofen bei 200° (Mitte, Umluft 180°) 10 Min. backen. Wenden und nochmals 10 Min. garen.

4. 1 EL Öl in einer beschichteten Pfanne erhitzen und die Zwiebel darin goldgelb braten. Die Knoblauch-, Möhren- und Selleriewürfel unter Rühren darin anbraten. Die Pilze und Petersilie kurz mitbraten.

5. Tomaten, Tomatensaft, Oregano, Thymian und Basilikum einrühren. Die Sauce mit Salz und Pfeffer würzen und etwas einkochen lassen. Den Quark mit Eiweißen und 40 g Parmesan verrühren. Mit Salz, Pfeffer und Muskatnuss würzen.

6. Etwas Tomatensauce auf dem Boden einer rechteckigen, ofenfesten Form verstreichen. Eine Lage Lasagneblätter darauf legen, mit etwas Tomatensauce bestreichen und mit einigen Auberginenscheiben belegen. Eine zweite Lage Lasagneblätter darauf legen und mit der Quarkcreme bestreichen. Mit einer dritten Lage Lasagneblätter abschließen.

7. In dieser Reihenfolge fortfahren, bis alle Zutaten aufgebraucht sind. Die letzte Schicht Lasagneblätter mit der restlichen Tomatensauce bestreichen und mit 20 g Parmesan bestreuen. Die Lasagne im warmen Ofen bei 200° (Mitte, Umluft 180°) ca. 30 Min. backen.

Nährwerte pro Portion:

495 kcal • **26 g** Eiweiß • **21 g** Fett • **50 g** Kohlenhydrate • **15 g** Ballaststoffe

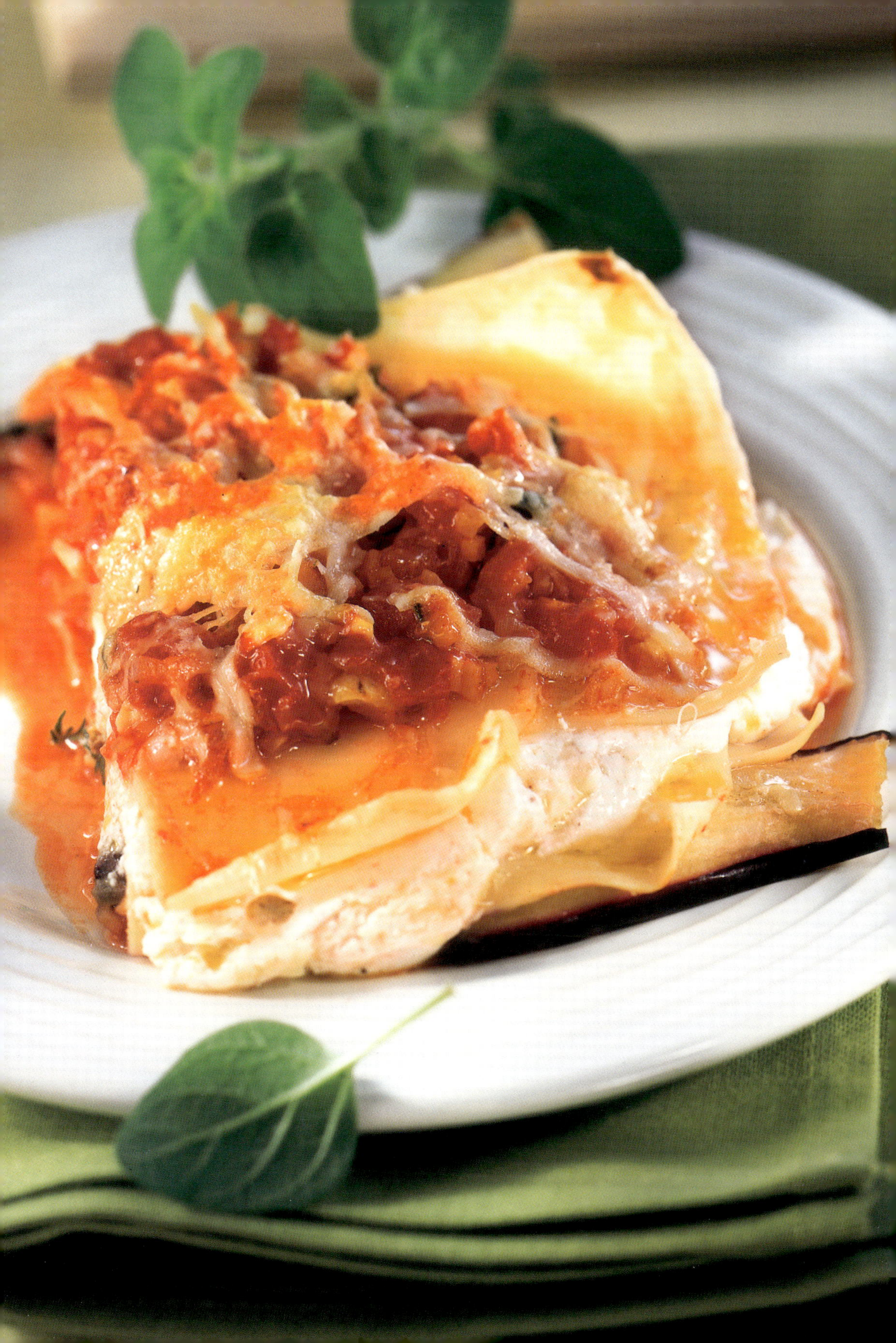

Spinat-Nudeln

mit mariniertem, gebratenem Lachs

FÜR 2 PERSONEN
2 Knoblauchzehen
60 ml Zitronensaft
1 TL Sherryessig
1 EL helle Sojasauce
1 EL Olivenöl
1 TL gehackter Ingwer
Chilipulver, Salz
250 g Lachsfilet
250 g Spinat
2 Frühlingszwiebeln
1/2 Bund Basilikum
120 g Tagliatelle (aus Hartweizen)
ZUBEREITUNG: ca. 20 Min.
MARINIERZEIT: ca. 2 Std.

1. Den Knoblauch abziehen und hacken. Mit 50 ml Zitronensaft, Essig, Sojasauce, Öl, Ingwer und etwas Chilipulver verrühren.
2. Den Lachs kalt abspülen, trockentupfen und in Würfel schneiden. Mit der Marinade übergießen und mindestens 2 Std. im Kühlschrank durchziehen lassen.
3. Den Spinat putzen, waschen und abtropfen lassen. Die Frühlingszwiebeln waschen, putzen und in Ringe schneiden. Das Basilikum fein schneiden.
4. Die Nudeln nach Packungsangabe in kochendem Salzwasser bissfest garen.
5. Den Spinat in einem Topf mit wenig Salz zugedeckt bei starker Hitze in 2 Min. zusammenfallen lassen. In einem Sieb abtropfen lassen, leicht ausdrücken und in Streifen schneiden.
6. Den Lachs aus der Marinade nehmen und abtropfen lassen. Eine beschichtete Pfanne erhitzen und den Lachs darin rundum anbraten. Den Spinat untermischen und kurz erhitzen.
7. Die Tagliatelle abgießen und abtropfen lassen. Mit Lachs, Spinat und Frühlingszwiebeln mischen. Die Pasta mit Salz, Pfeffer und dem restlichen Zitronensaft abschmecken. Mit Basilikum bestreut servieren.

RICHTIGES TIMING

Spielend leicht gelingt dieses Pastagericht, mit dem Sie auch bei verwöhnten Gasten punkten können. Voraussetzung dafür ist allerdings ein perfektes Timing: Beginnen Sie mit dem Kochen etwa 8 Min. vor dem Servieren, wenn die Gäste schon da und die Nudeln gerade im Topf sind. Dann erst wird der Spinat minutenkurz gegart und das Lachsfilet nur einen Moment angebraten, sodass es innen noch leicht roh und damit auch besonders saftig ist.

Nährwerte pro Portion:
495 kcal • **36 g** Eiweiß • **12 g** Fett • **58 g** Kohlenhydrate • **8 g** Ballaststoffe

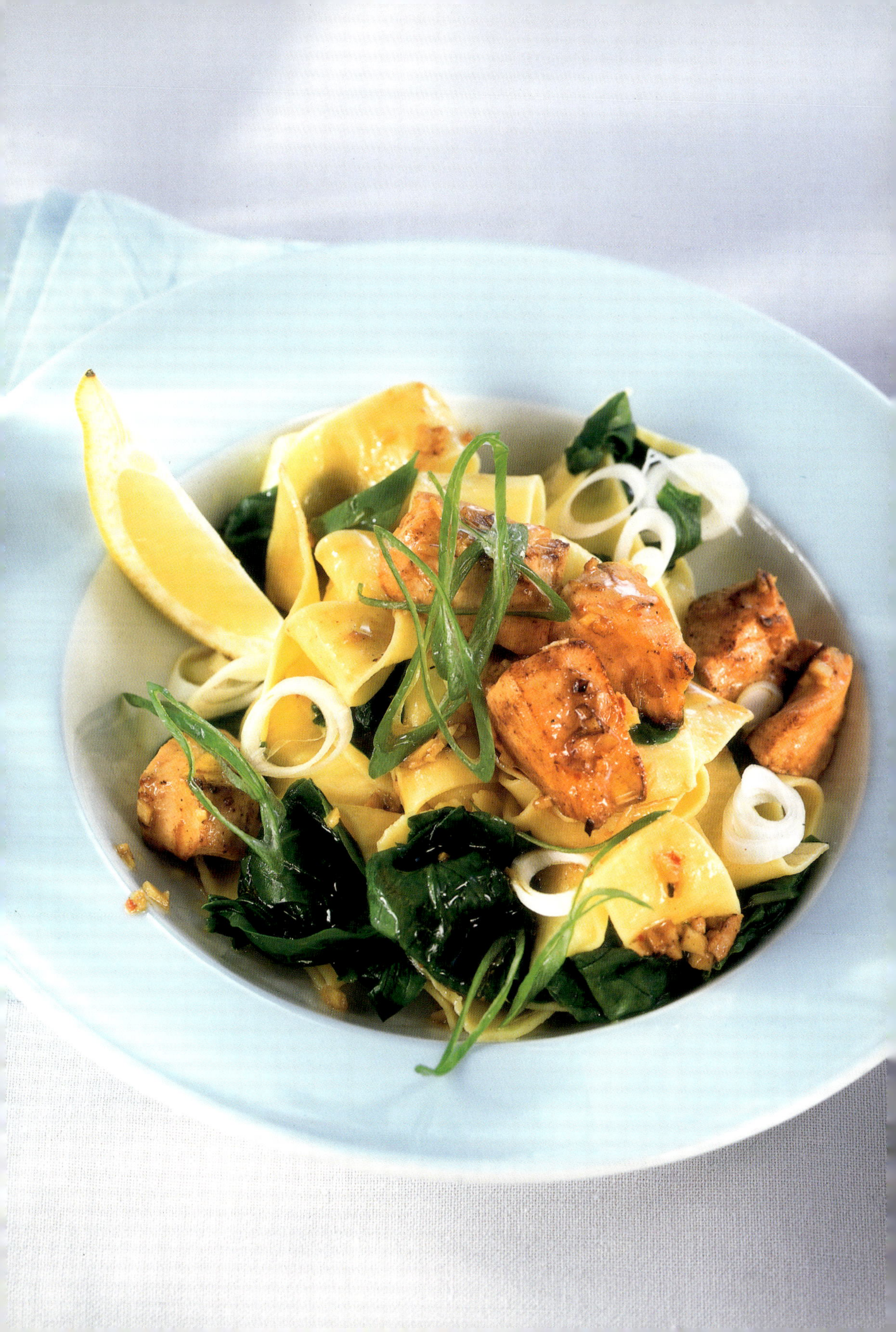

Spaghetti

mit gebratener Hähnchenbrust und Paprika-Sugo

FÜR 2 PERSONEN

2 Knoblauchzehen
1 kleine Dose geschälte Tomaten (400 g Füllgewicht)
1 kleine grüne Paprikaschote
1 kleine gelbe Paprikaschote
1 Frühlingszwiebel
200 g Hähnchenbrustfilet
2 EL Olivenöl
Salz, Chilipulver
1/2 TL Oregano
150 g Spaghetti
2 TL Sojasauce

ZUBEREITUNG: ca. 30 Min.

1. Den Knoblauch abziehen und hacken. Tomaten in ein Sieb gießen, dabei den Saft auffangen. Die Tomaten in Stücke schneiden. Die Paprika waschen, halbieren, putzen und in dünne Streifen schneiden. Die Frühlingszwiebel waschen, putzen und in feine Ringe schneiden.
2. Das Fleisch waschen, trockentupfen und in Streifen schneiden.
3. 1 EL Öl in einer beschichteten Pfanne erhitzen und den Knoblauch darin kurz anbraten. Die Paprikastreifen einstreuen, leicht salzen und unter Rühren 5 Min. braten.
4. Die Tomatenstücke und -saft untermischen. Den Sugo mit Oregano, Salz und Chilipulver würzen und offen ca. 10 Min. köcheln lassen. Dabei gelegentlich umrühren.
5. Die Nudeln nach Packungsangabe in kochendem Salzwasser bissfest garen.
6. 1 EL Öl in einer beschichteten Pfanne erhitzen. Die Fleischstreifen darin unter Rühren braten. Mit Sojasauce ablöschen und mit Chilipulver würzen. Weiterbraten, bis die Sojasauce verdampft und das Filet gar ist.
7. Die Spaghetti abgießen und abtropfen lassen. Portionsweise mit dem Paprika-Sugo anrichten. Mit den Filetstreifen bestreuen und mit den Frühlingszwiebeln garnieren.

DAZU MANDEL-PESTO

Köstlich schmeckt zu diesem würzigen Pastagericht ein Klecks schnell zubereitetes Mandel-Pesto. Dafür für 2 Personen 4 EL gehackte Petersilie, 1 EL geriebener Parmesan, 1 EL gemahlene Mandeln, 1 EL Olivenöl, 1 gehackte Knoblauchzehe, Salz und Pfeffer verrühren.

Nährwerte pro Portion:

485 kcal • **35 g** Eiweiß • **7 g** Fett • **58 g** Kohlenhydrate • **8 g** Ballaststoffe

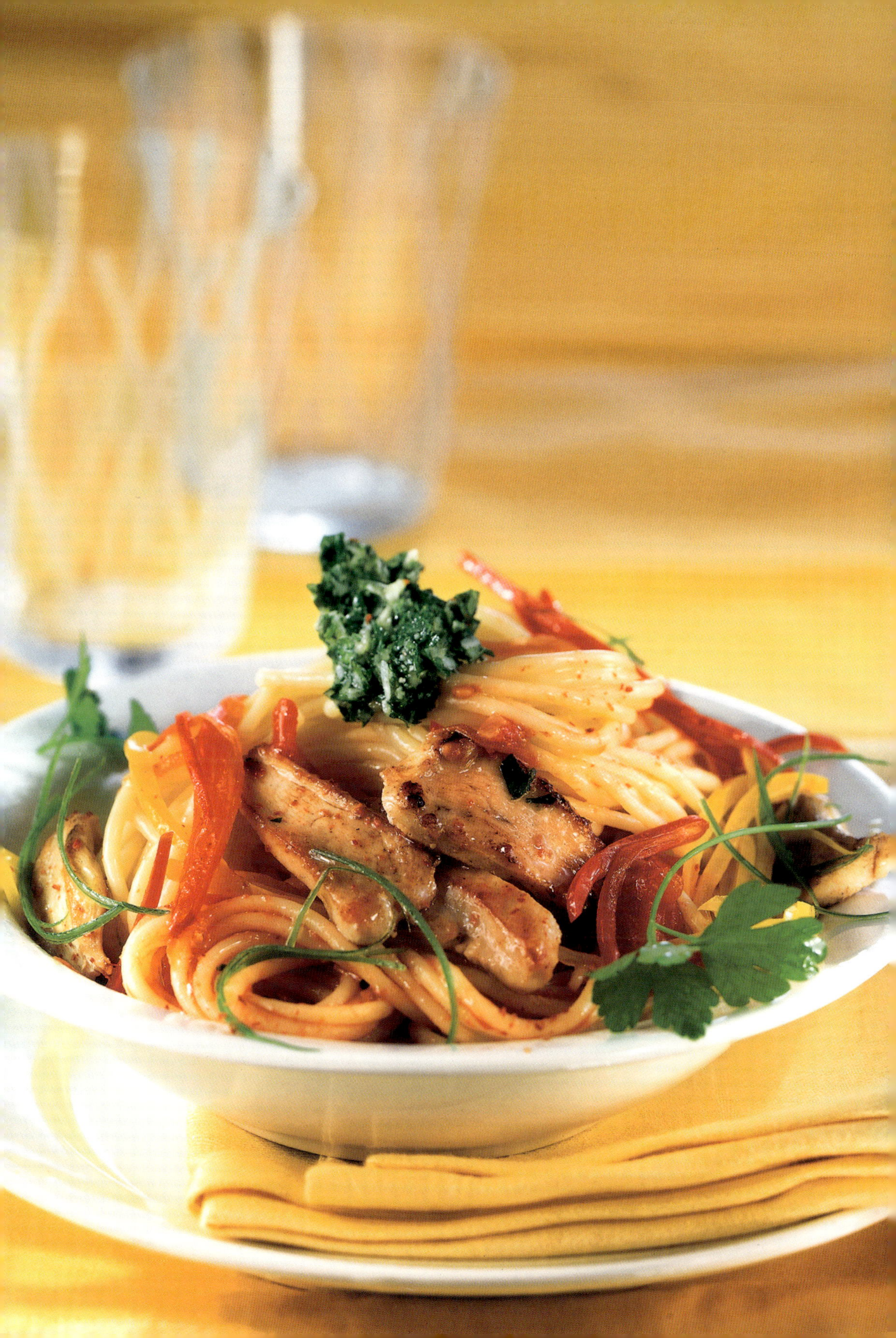

Marinierter Tofu mit Gemüse aus dem Ofen

FÜR 2 PERSONEN

200 g Tofu
1 Knoblauchzehe
50 ml Sojasauce
50 ml trockener Sherry
1/2 TL geröstetes Sesamöl
1/2 TL Honig
1/2 TL gehackter Ingwer
1 Prise Chilipulver, Salz
1 kleine Zwiebel
1 Tomate
1 Möhre
1 gelbe Paprikaschote
1 kleiner, fester Zucchino
1 EL Rapsöl
1 TL gerösteter Sesam

ZUBEREITUNG: ca. 30 Min.
MARINIERZEIT: 2 Std.

1. Den Tofu kalt abspülen, trockentupfen und in 1,5 cm große Würfel schneiden. Den Knoblauch abziehen und hacken. Mit Sojasauce, Sherry, Sesamöl, Honig, Ingwer und Chilipulver verrühren. Den Tofu mit der Marinade übergießen und 2 Std. durchziehen lassen.

2. Den Backofen vorheizen. Zwiebel abziehen und in Ringe schneiden. Tomate waschen, den Stielansatz entfernen und in Spalten teilen. Möhre putzen, dünn schälen und in 5 mm dicke Scheiben schneiden. Paprika waschen, halbieren, putzen und in 2 cm breite Streifen schneiden. Zucchino waschen, putzen und in 1,5 cm dicke Scheiben schneiden.

3. Den Tofu aus der Marinade nehmen und mit dem Gemüse eng nebeneinander in eine flache, ofenfeste Form legen. Mit der Marinade übergießen und mit Öl beträufeln, salzen. Im Ofen bei 180° (Mitte, Umluft 160°) ca. 18 Min. backen.

4. Den Tofu mit Sesam bestreut servieren. Dazu passt Reis.

Nährwerte pro Portion:

270 kcal • 16 g Eiweiß • 14 g Fett • 14 g Kohlenhydrate • 6 g Ballaststoffe

Blumenkohl-Curry

FÜR 2 PERSONEN

1 Zwiebel
2 Knoblauchzehen
1 kleiner Blumenkohl (ca. 400 g)
1 Tomate
1 EL Rapsöl
1 TL Currypulver, Salz
200 g fettarmer Joghurt (1,5 % Fett)
200 ml Gemüsebrühe
1 EL Tomatenmark
1 TL gehackter Ingwer
100 g tiefgekühlte Erbsen
1 EL gehackter Koriander (ersatzweise Petersilie)

ZUBEREITUNG: ca. 40 Min.

1. Zwiebel und Knoblauch abziehen und fein hacken. Den Blumenkohl waschen, putzen und in kleine Röschen teilen. Die Tomate waschen, den Stielansatz entfernen und fein würfeln.

2. Das Öl in einem beschichteten Topf erhitzen. Die Zwiebel und den Knoblauch darin goldbraun braten. Mit Currypulver bestäuben, kurz anrösten.

3. Die Blumenkohlröschen einstreuen, salzen und 2 Min. unter Rühren braten. Abdecken und bei schwacher Hitze 15 Min. dünsten. Dabei gelegentlich umrühren und darauf achten, dass der Blumenkohl nicht anbrennt.

4. Den Joghurt mit Gemüsebrühe, Tomatenmark und Ingwer im Mixer oder mit dem Zauberstab fein pürieren. Die Sauce unter das Gemüse mischen.

5. Das Curry ca. 8 Min. offen kochen lassen. Die Erbsen einrühren und weitere 2 Min. kochen lassen. Das Curry mit Salz abschmecken und mit den Tomatenwürfeln und Koriander bestreuen. Mit Reis servieren.

Nährwerte pro Portion:

210 kcal • 15 g Eiweiß • 6 g Fett • 22 g Kohlenhydrate • 10 g Ballaststoffe

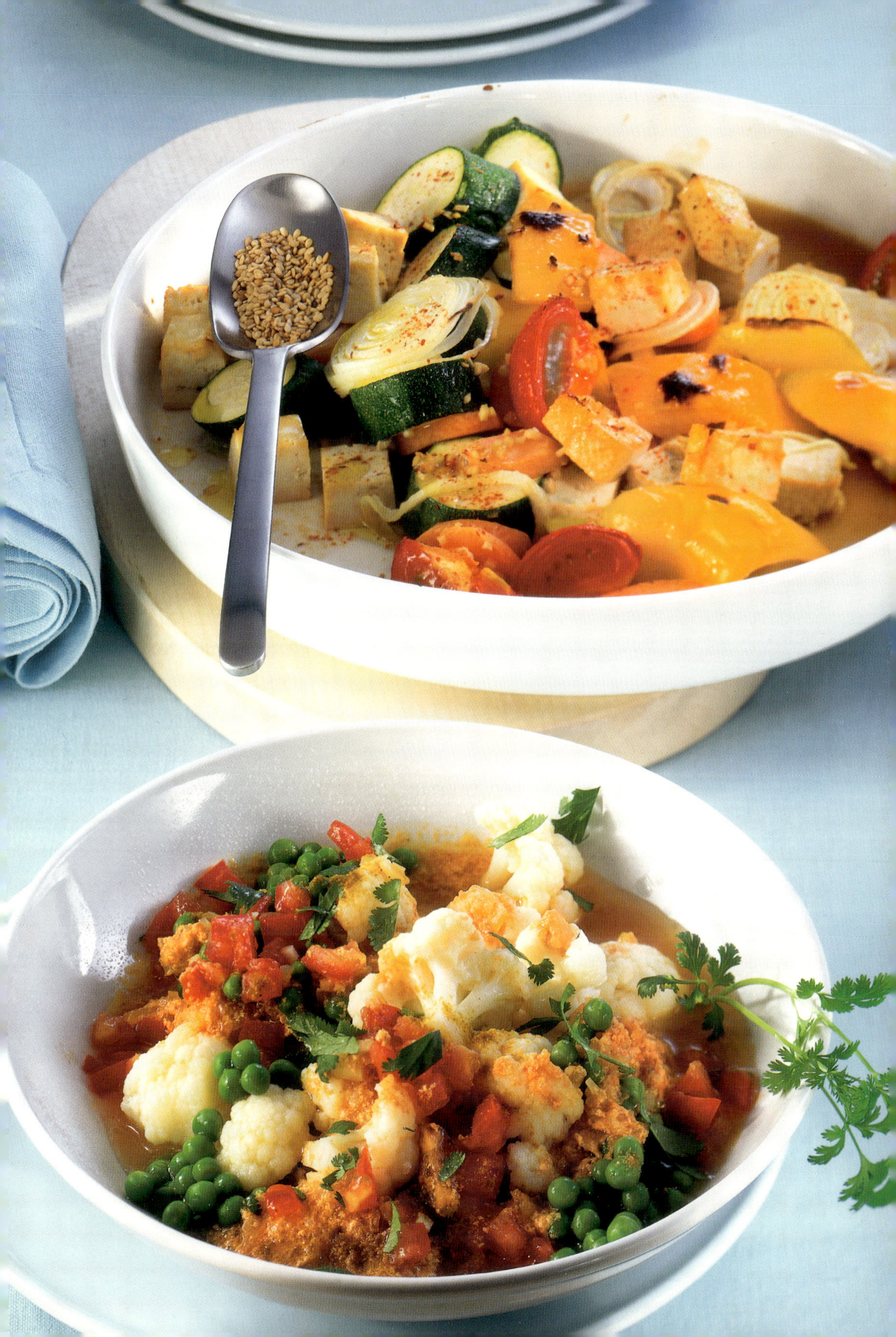

Tofu-Burger

mit Lauchsauce

FÜR 2 PERSONEN

1 Schalotte
1 Stück Möhre
200 g fester Tofu
1/2 TL gehackter Ingwer
2 EL gehackte Petersilie
3 TL Sojasauce
1–2 EL Semmelbrösel
1 TL gerösteter Sesam
Salz, schwarzer Pfeffer
400 g Lauch
2 TL Kapern
2 EL Rapsöl
100 ml Gemüsebrühe
Muskatnuss
3 EL Sojacreme (ersatzweise saure Sahne)
3 EL Weißwein
2 Zitronenspalten

ZUBEREITUNG: ca. 45 Min.

1. Die Schalotte abziehen und fein hacken. Die Möhre dünn schälen und grob raspeln. Den Tofu kalt abspülen, trockentupfen und mit der Gabel fein zerdrücken. Mit den Schalotten, Möhre, Ingwer, Petersilie, Sojasauce, Semmelbrösel und Sesam verkneten. Die Masse mit Salz und Pfeffer würzen.

2. Den Lauch putzen, längs halbieren, gründlich waschen und in 3 cm breite Streifen schneiden. Die Kapern hacken.

3. 1 EL Öl in einem beschichteten Topf erhitzen und den Lauch darin unter Rühren kurz anbraten. Dabei leicht salzen. Die Gemüsebrühe angießen, mit Muskatnuss würzen und den Lauch zugedeckt ca. 12 Min. dünsten.

4. Aus der Tofumasse 6 kleine Burger formen. 1 EL Öl in einer beschichteten Pfanne erhitzen und die Burger darin von beiden Seiten knusprig braun braten.

5. Die Sojacreme mit den Kapern und Weißwein verrühren. Die Sauce unter den Lauch ziehen und das Gemüse noch ca. 3 Min. köcheln lassen.

6. Die Tofu-Burger portionsweise auf dem Lauchgemüse anrichten. Mit je 1 Zitronenspalte garnieren. Dazu schmeckt Reis, Bulgur, Polenta oder Hirse.

SNACK-IDEE

Ein Vollkornbrötchen aufschneiden, mit Senf bestreichen und mit Tofu-Burgern, Tomaten- und Gurkenscheiben, Zwiebelringen und Salatblättern belegen.

UND DAZU?

Köstlich kombinieren:
Schmeckt prima mit Paprika-Salsa (Seite 88), Couscous (Seite 88) und einem frischen Feldsalat mit Mandeldressing (Seite 44).

Nährwerte pro Portion:

285 kcal • **18 g** Eiweiß • **15 g** Fett • **19 g** Kohlenhydrate • **7 g** Ballaststoffe

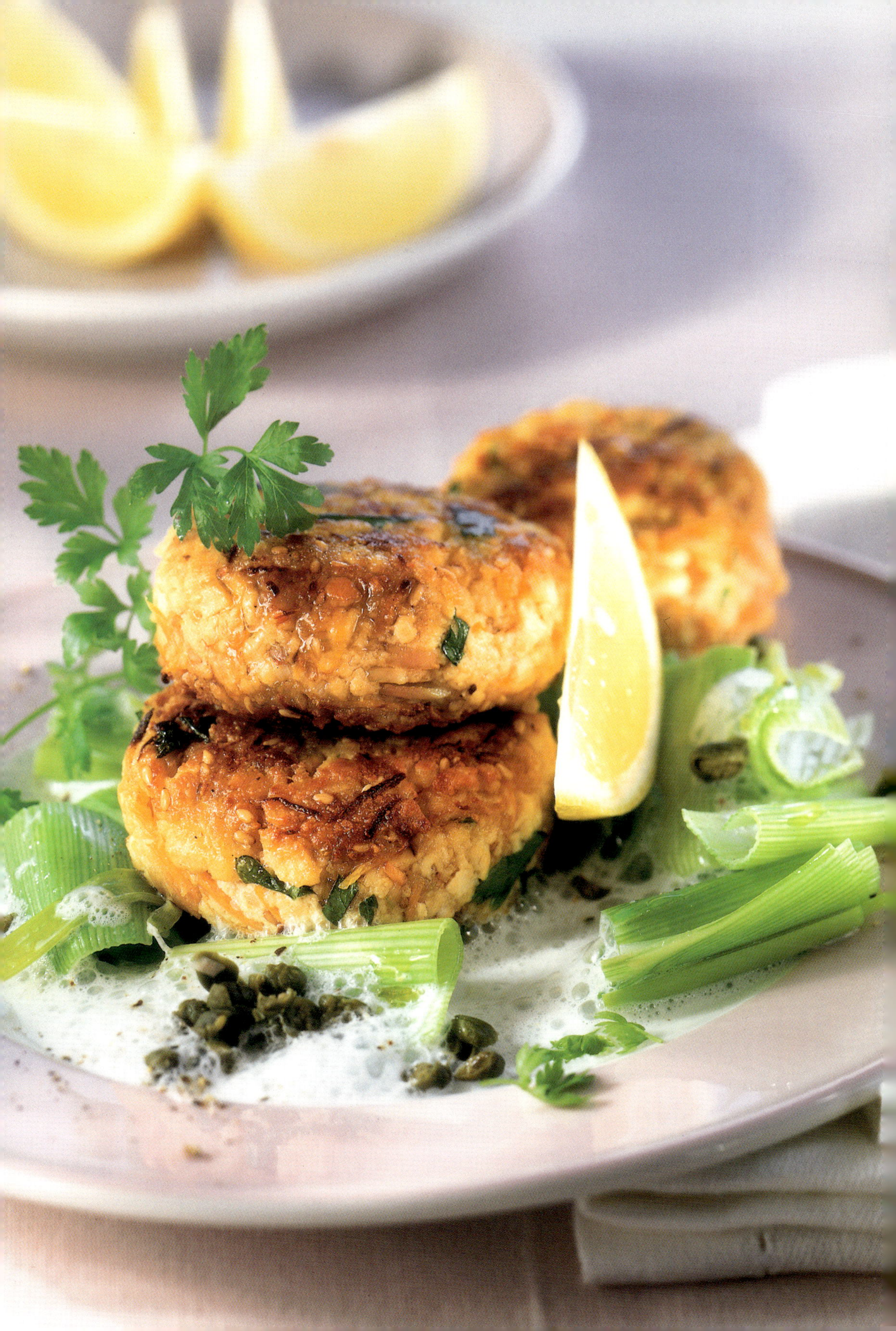

Gebeizter Grill-Tofu

mit Preiselbeer-Rotkraut

FÜR 2 PERSONEN

FÜR DEN GRILL-TOFU

200 g Tofu
1 Knoblauchzehe
1 EL Sherryessig
2 EL trockener Rotwein
2 EL helle Sojasauce
1 EL Rapsöl + 1 TL zum Braten
1/2 TL Thymian
1/2 TL Oregano
1 Lorbeerblatt
2 Pimentkörner
1 EL Haselnusskerne

FÜR DAS PREISELBEER-ROTKRAUT

1 kleine Zwiebel
400 g Rotkraut
1 EL Rapsöl
Salz
1/2 EL Zitronensaft
150 ml Gemüsebrühe
2 EL Preiselbeerkompott
4 EL Rotwein
1 TL Speisestärke
2 EL gehackte Petersilie

ZUBEREITUNG: ca. 40 Min.
MARINIERZEIT: ca. 4 Std.

1. Den Tofu kalt abspülen, trockentupfen und in 1 cm dicke Scheiben schneiden. Den Knoblauch abziehen.
2. Den Sherryessig mit Rotwein, Sojasauce, 1 EL Öl, 100 ml Wasser, Knoblauch, Thymian, Oregano, Lorbeer und Piment mischen. Die Marinade aufkochen und über den Tofu gießen. Den Tofu ca. 4 Std. im Kühlschrank marinieren.
3. Die Nüsse in einer beschichteten Pfanne ohne Fett unter Rühren kurz rösten. Hacken.
4. Für das Preiselbeer-Rotkraut die Zwiebel abziehen und fein hacken. Das Kraut waschen, putzen und fein hobeln.
5. Das Öl in einem beschichteten Topf erhitzen und die Zwiebel darin glasig dünsten. Das Kraut einrühren, leicht salzen und 3 Min. unter Rühren braten. Mit Zitronensaft beträufeln und zugedeckt 5 Min. dünsten. Die Gemüsebrühe angießen und das Kraut zugedeckt bei schwacher Hitze in ca. 10 Min. bissfest garen.
6. Das Preiselbeerkompott unterrühren. Den Rotwein mit Speisestärke verquirlen und unter das Kraut rühren. Kurz aufkochen, bis die Sauce bindet. Das Rotkraut warm halten.
7. Den Tofu aus der Marinade nehmen und abtropfen lassen. Eine Grillpfanne dünn mit 1 TL Öl ausstreichen. Die Tofuscheiben darin von jeder Seite ca. 2 Min. braten.
8. Den Tofu mit Haselnüssen und Petersilie bestreuen und portionsweise mit dem Preiselbeer-Rotkraut anrichten. Dazu schmecken Pellkartoffeln.

VIELSEITIG

Gebeizter und gebratener Tofu ist ein Allround-Talent. Besonders gut schmeckt er auf Knoblauch-Röstbrot mit Zucchini-Salsa. Dafür 1 kleines Vollkornbaguette aufschneiden und im heißen Backofen bei 200° (Mitte, Umluft 180°) kurz rösten. Die Schnittflächen mit 1 halbierten Knoblauchzehe abreiben und mit gebratenem Tofu und Salatblättern belegen. Mit einer pikanten Salsa aus 100 g fein geriebenen Zucchini, 1 EL Zitronensaft, 1 EL gehackten roten Zwiebeln, Salz und Chilipulver beträufeln.

Nährwerte pro Portion:

250 kcal • **13 g** Eiweiß • **16 g** Fett • **11 g** Kohlenhydrate • **3 g** Ballaststoffe

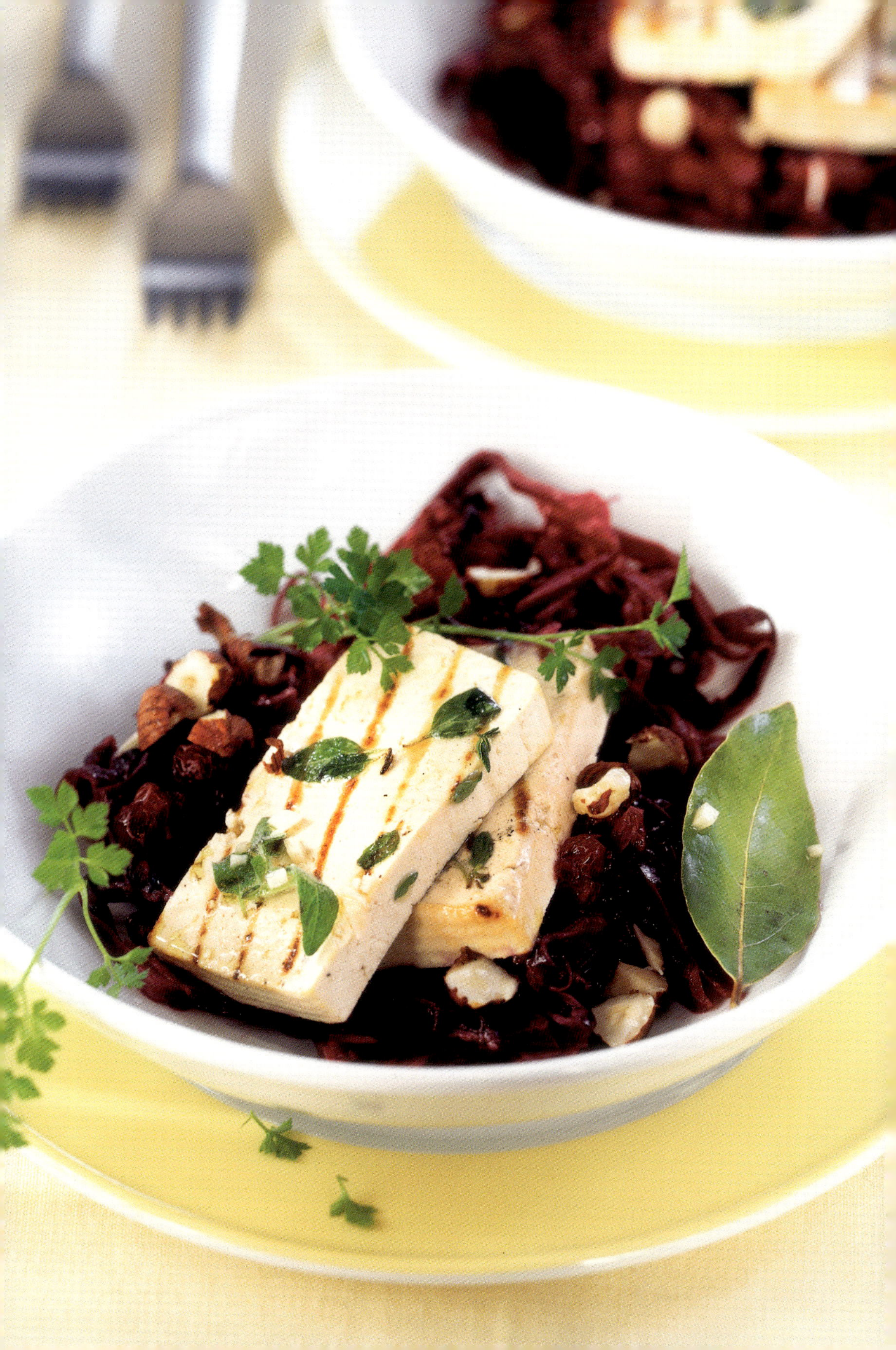

Provenzalische Tomaten-Quiche

FÜR 1 SPRINGFORM VON 26 cm Ø (12 STÜCK)

FÜR DEN TEIG

150 g Mehl
1/2 Päckchen Trockenhefe
40 g weiche Butter
1/4 TL Salz
1 Prise Zucker

FÜR DEN BELAG

2 gelbe Paprikaschoten
600 g Tomaten
1 große Zwiebel
3 Knoblauchzehen
2 EL Olivenöl
1/4 TL Basilikum
1/4 TL Thymian
1/4 TL Oregano
Salz, Pfeffer
2 Eier
2 EL Tomatenmark
50 g geriebener Emmentaler
12 entkernte schwarze Oliven

ZUBEREITUNG: ca. 50 Min.
RUHEZEIT: 1 Std.
BACKZEIT: ca. 25 Min.

1. Das Mehl mit Hefe, Butter, Salz, Zucker und 60–70 ml lauwarmem Wasser zu einem geschmeidigen Teig verkneten. Den Teig zugedeckt an einem warmen Ort 1 Std. gehen lassen.

2. Für den Belag den Backofen vorheizen. Die Paprika waschen, abtrocknen und im Ofen bei 200° (Mitte, Umluft 180°) 20 Min. backen, bis die Haut dunkle Blasen wirft. Dabei einmal wenden. Die Schoten in einer Schüssel zugedeckt abkühlen lassen. Stielansatz und Kerne entfernen und die Paprika häuten. Das Fruchtfleisch in dünne Streifen schneiden.

3. Den Stielansatz der Tomaten entfernen. Die Tomaten kurz überbrühen, häuten und entkernen. Das Fruchtfleisch würfeln.

4. Zwiebel und Knoblauch abziehen und fein hacken. 1 EL Öl in einer beschichteten Pfanne erhitzen und die Zwiebel darin goldgelb braten. Den Knoblauch und die Tomaten einrühren. Mit Basilikum, Thymian, Oregano, Salz und Pfeffer würzen. Die Tomaten unter Rühren in ca. 18 Min. dick einkochen lassen. Vom Herd nehmen und abkühlen lassen.

5. Die Backform mit 1/2 EL Öl ausstreichen. Den Teig auf bemehlter Arbeitsfläche dünn ausrollen und in die Form legen. Dabei einen 3 cm hohen Rand formen.

6. Eier und Tomatenmark mit dem Handrührgerät verquirlen. Die abgekühlte Tomatenmasse langsam unterziehen. Mit Salz und Pfeffer abschmecken.

7. Die Tomatenfüllung gleichmäßig auf dem Teigboden verstreichen. Die Quiche mit Käse bestreuen, rautenförmig mit Paprikastreifen belegen und mit Oliven garnieren.

8. Die Quiche mit 1/2 EL Öl beträufeln und im warmen Ofen bei 200° (Mitte, Umluft 180°) ca. 25 Min. backen.

FÜR GÄSTE

Diese Quiche können Sie gut vorbereiten. Sind die Gäste dann da, muss dieses praktische Fingerfood nur noch knusprig gebacken werden.

Nährwerte pro Portion:

130 kcal • **5 g** Eiweiß • **7 g** Fett • **11 g** Kohlenhydrate • **3 g** Ballaststoffe

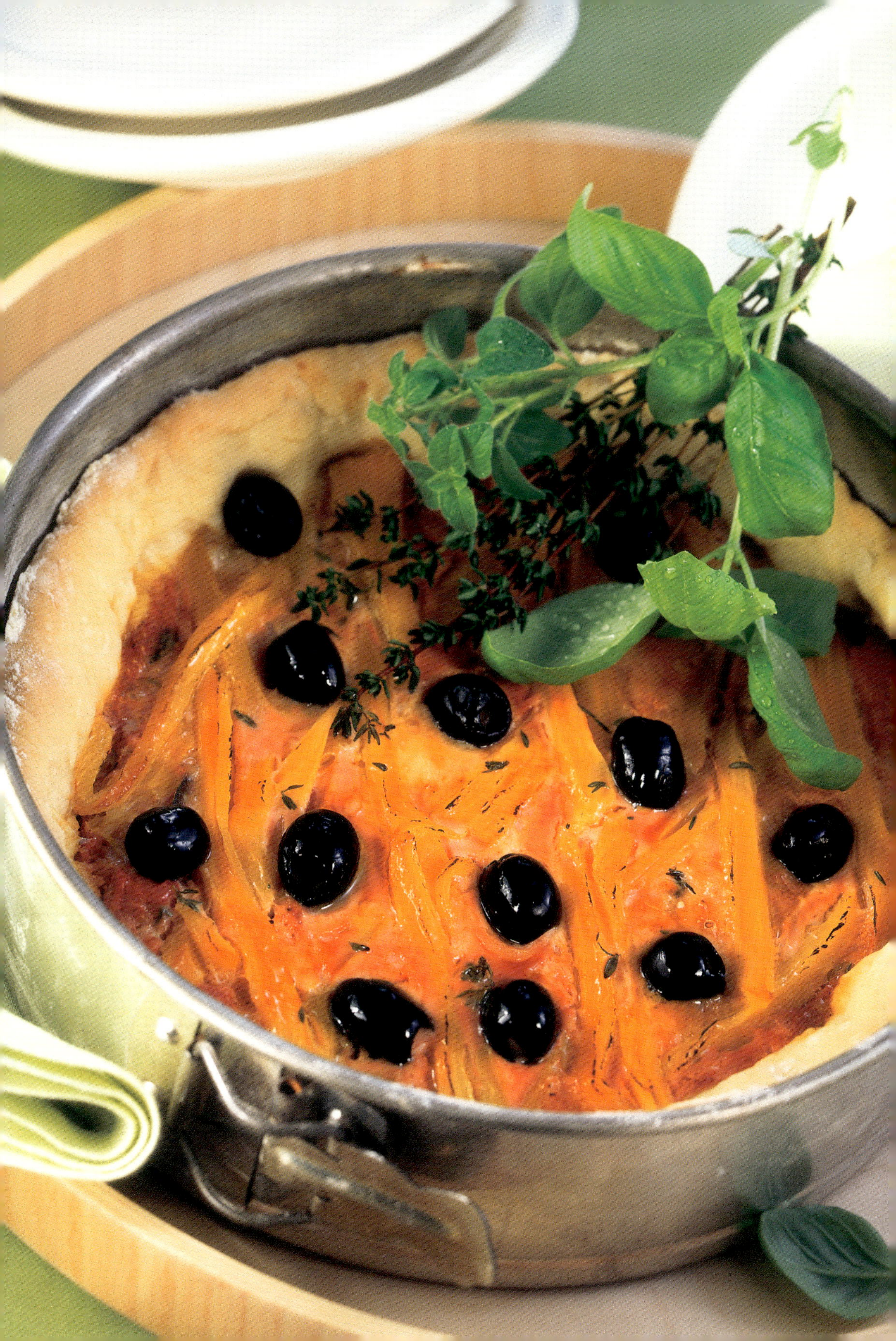

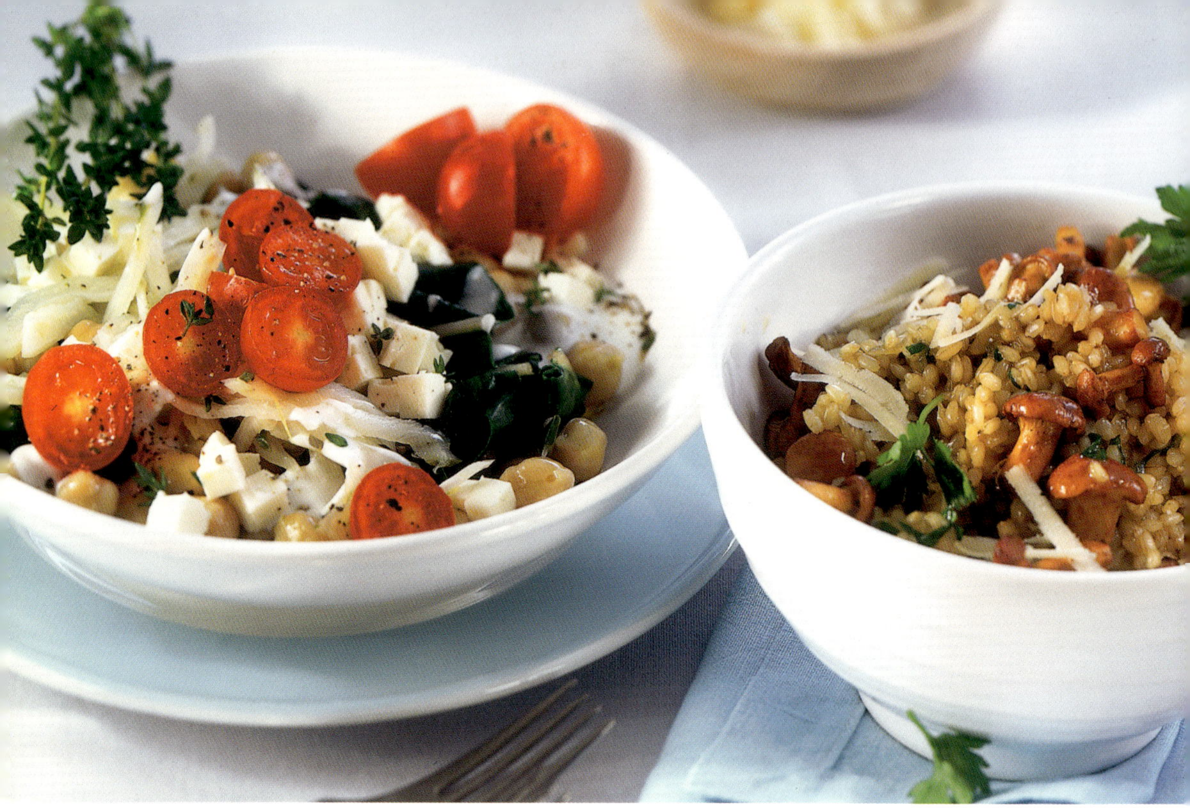

Gebratene Kichererbsen mit Mangold

FÜR 2 PERSONEN

2 Knoblauchzehen
400 g Mangold
6 Cocktailtomaten
50 g Schafkäse (Feta)
1 Zweig frischer Thymian (ersatzweise 1/4 TL getrockneter Thymian)
1 kleine Dose Kichererbsen (200 g Abtropfgewicht)
1 EL Olivenöl
Salz, schwarzer Pfeffer
2 TL Zitronensaft
100 g fettarmer Joghurt (1,5 % Fett)

ZUBEREITUNG: ca. 20 Min.

1. Den Knoblauch abziehen und hacken. Den Mangold waschen und putzen. Die Rippen in feine Streifen, die Blätter in breite Streifen schneiden.
2. Die Tomaten waschen und halbieren. Den Schafkäse fein würfeln. Den Thymian waschen, trockenschütteln und fein hacken. Die Kichererbsen kalt abspülen und abtropfen lassen.
3. Das Öl in einer beschichteten Pfanne erhitzen und den Knoblauch darin unter Rühren kurz anbraten. Die Kichererbsen einrühren und unter Rühren 3 Min. braten. Mit dem Thymian bestreuen und mit Salz würzen.
4. Die Mangoldrippen einrühren und kurz braten. Die Mangoldblätter untermischen, leicht salzen und unter Rühren zusammenfallen lassen. Mit Zitronensaft, Salz und Pfeffer würzen.
5. Das Gemüse portionsweise mit den Schafkäsewürfeln und Joghurt anrichten. Mit den Tomaten garnieren. Dazu schmeckt feines Vollkornbrot.

Nährwerte pro Portion:

325 kcal • **19 g** Eiweiß • **13 g** Fett • **30 g** Kohlenhydrate • **11 g** Ballaststoffe

Petersilien-Risotto

mit Pfifferlingen

FÜR 2 PERSONEN

1 Zwiebel
1 Bund Petersilie
500 g Pfifferlinge
2 EL Olivenöl
100 g Naturreis (Rundkorn)
250 ml Gemüsebrühe
Muskatnuss, Lorbeer
1/4 TL Thymian
Pfeffer, Salz
1 EL geriebener Parmesan

ZUBEREITUNG: ca. 50 Min.

1. Die Zwiebel abziehen und hacken. Die Petersilie waschen, trockenschütteln und fein hacken. Die Pfifferlinge trocken abbürsten und in Stücke schneiden.
2. 1/2 EL Öl in einem beschichteten Topf erhitzen und die Zwiebel darin glasig dünsten. Den Reis einrühren, bis alle Körner glänzend mit Öl überzogen sind.
3. Die Gemüsebrühe angießen und mit Muskatnuss, Lorbeer, Thymian und Pfeffer würzen. Den Reis zugedeckt 30 Min. köcheln lassen.
4. 1/2 EL Öl in einer beschichteten Pfanne erhitzen und die Petersilie darin unter Rühren kurz andünsten. Unter den Reis mischen. Den Risotto offen ca. 10 Min. weiterkochen lassen. Bei Bedarf noch etwas Gemüsebrühe zugießen.
5. 1 EL Öl in der Pfanne erhitzen und die Pfifferlinge darin unter Rühren ca. 4 Min. braten. Die Pilze leicht salzen und unter den Reis heben.
6. Den Risotto noch ca. 5 Min. kochen lassen, bis der Reis gar, aber nicht weich ist. Bei Bedarf noch etwas Gemüsebrühe angießen. Der Risotto soll saftig sein.
7. Den Risotto vom Herd nehmen und den Parmesan unterrühren.

GRUNDREZEPT

Mit Naturreis zubereiteter Risotto hat eine längere Garzeit als Risotto aus weißem Reis. Empfindliche Zutaten wie Gemüse, Pilze, aber auch Fisch und Meeresfrüchte kommen darum erst in den Risotto-Topf, wenn der Reis schon ziemlich gar ist. Durch diese kleine Verzögerungstaktik profitieren Sie doppelt: Zum einen kommen Sie in den Genuss der wertvollen B-Vitamine, Mineralstoffe und Ballaststoffe aus dem ungeschälten Reis, zum anderen behalten zarte Gemüse und saftiger Fisch ihr feines Aroma.

Nährwerte pro Portion:

355 kcal • **12 g** Eiweiß • **16 g** Fett • **41 g** Kohlenhydrate • **16 g** Ballaststoffe

Gegrillter Schwertfisch

mit Paprika-Salsa

FÜR 2 PERSONEN

1 rote Paprikaschote
1 grüne Paprikaschote
1 gelbe Paprikaschote
1 Knoblauchzehe
1/2 rote Zwiebel
1 EL Zitronensaft
Salz, Chilipulver
300 g Schwertfischfilet (ersatzweise Lachs- oder Thunfischfilet)
1 TL Olivenöl

ZUBEREITUNG: ca. 20 Min.
GARZEIT: 20 Min.

1. Den Backofen vorheizen. Die Paprika waschen, abtrocknen und im Ofen bei 200° (Mitte, Umluft 180°) 20 Min. backen, bis die Haut dunkle Blasen wirft. Die Schoten in einer Schüssel zugedeckt etwas abkühlen lassen.
2. Die Paprika mit einem spitzen Messer anstechen und den Saft auffangen. Stielansatz und Kerne entfernen und die Schoten häuten. Das Fruchtfleisch fein würfeln und mit dem Paprikasaft mischen.
3. Den Knoblauch und die Zwiebel abziehen und fein hacken. Mit den Paprikawürfeln und Zitronensaft verrühren. Die Salsa mit Salz und Chilipulver würzen.
4. Das Fischfilet kalt abspülen, trockentupfen und in 4 dünne Scheiben schneiden.
5. Eine beschichtete Pfanne mit dem Öl ausstreichen und erhitzen. Die Filets darin von jeder Seite ca. 2 Min. braten. Salzen und mit der Paprika-Salsa anrichten.

DAZU COUSCOUS

Reichen Sie zu diesem pikanten Fischgericht körnig-lockeren Couscous. Diese marokkanische Getreidespezialität aus Hartweizengrieß ist schnell und einfach zubereitet und mittlerweile in jedem Supermarkt erhältlich. Wenn Sie Couscous ganz stilecht servieren wollen, dann häufen Sie die Körnchen pyramidenförmig auf einen flachen Teller und streuen geröstete Mandeln, gehackte Petersilie und edelsüßes Paprikapulver darüber. Daneben harmonieren auch Reis, Pell- oder Ofenkartoffeln und Polenta perfekt mit dem Fisch.

Nährwerte pro Portion:

125 kcal • **32 g** Eiweiß • **1 g** Fett • **25 g** Kohlenhydrate • **2 g** Ballaststoffe

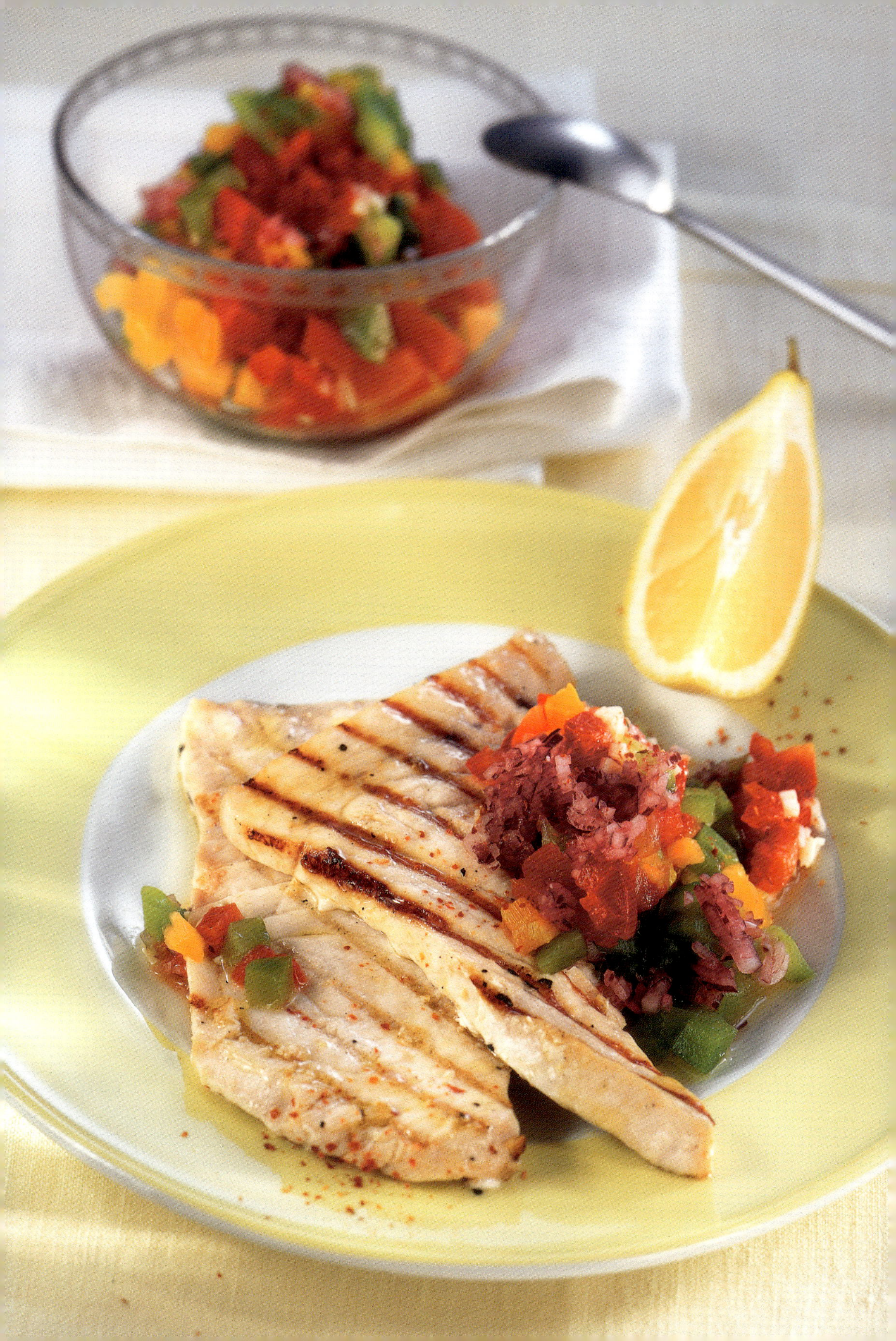

Kabeljau

mit Kartoffelkruste auf Kohlrabi

FÜR 2 PERSONEN

2 kleine Kohlrabi (ca. 300 g)
250 g mehlig kochende Kartoffeln
Salz, Pfeffer
2 Kabeljaufilets (à 150 g)
2 EL Rapsöl
1 unbehandelte Zitrone
4 EL Gemüsebrühe
1 EL gehackter Dill

ZUBEREITUNG: ca. 40 Min.

1. Die Kohlrabi waschen, putzen und in hauchdünne Scheiben hobeln. Die Kartoffeln waschen, schälen, grob reiben und leicht salzen.
2. Die Fischfilets kalt abspülen, trockentupfen und mit Salz und Pfeffer würzen. Die Kartoffeln leicht ausdrücken.
3. 1 1/2 EL Öl in einer beschichteten Pfanne erhitzen. 2 dünne Kartoffelplätzchen in der Größe der Filets formen und in die Pfanne legen. Die Fischfilets darauf setzen und ca. 15 Min. bei schwacher Hitze braten, bis die Kartoffelkruste goldbraun und der Fisch gar ist.
4. 1/2 EL Öl in einem beschichteten Topf erhitzen. Die Kohlrabischeiben hineinlegen, leicht salzen und 5 Min. bei milder Hitze dünsten. Dabei gelegentlich umrühren.
5. Die Zitrone waschen, trockentupfen und dünn etwas Schale abreiben. Die Frucht halbieren, eine Hälfte auspressen.
6. Die Gemüsebrühe und die Zitronenschale unterrühren und das Gemüse zugedeckt in ca. 4 Min. bissfest dünsten. Den Kohlrabi mit Zitronensaft, Dill, Salz und Pfeffer abschmecken.
7. Die Fischfilets mit der Kartoffelkruste nach oben auf dem Kohlrabigemüse anrichten.

AUSTAUSCHBAR

Statt Kohlrabigemüse schmeckt auch ein großer, bunter Salat zu diesem Fischgericht.

Nährwerte pro Portion:

175 kcal • **16 g** Eiweiß • **6 g** Fett • **14 g** Kohlenhydrate • **3 g** Ballaststoffe

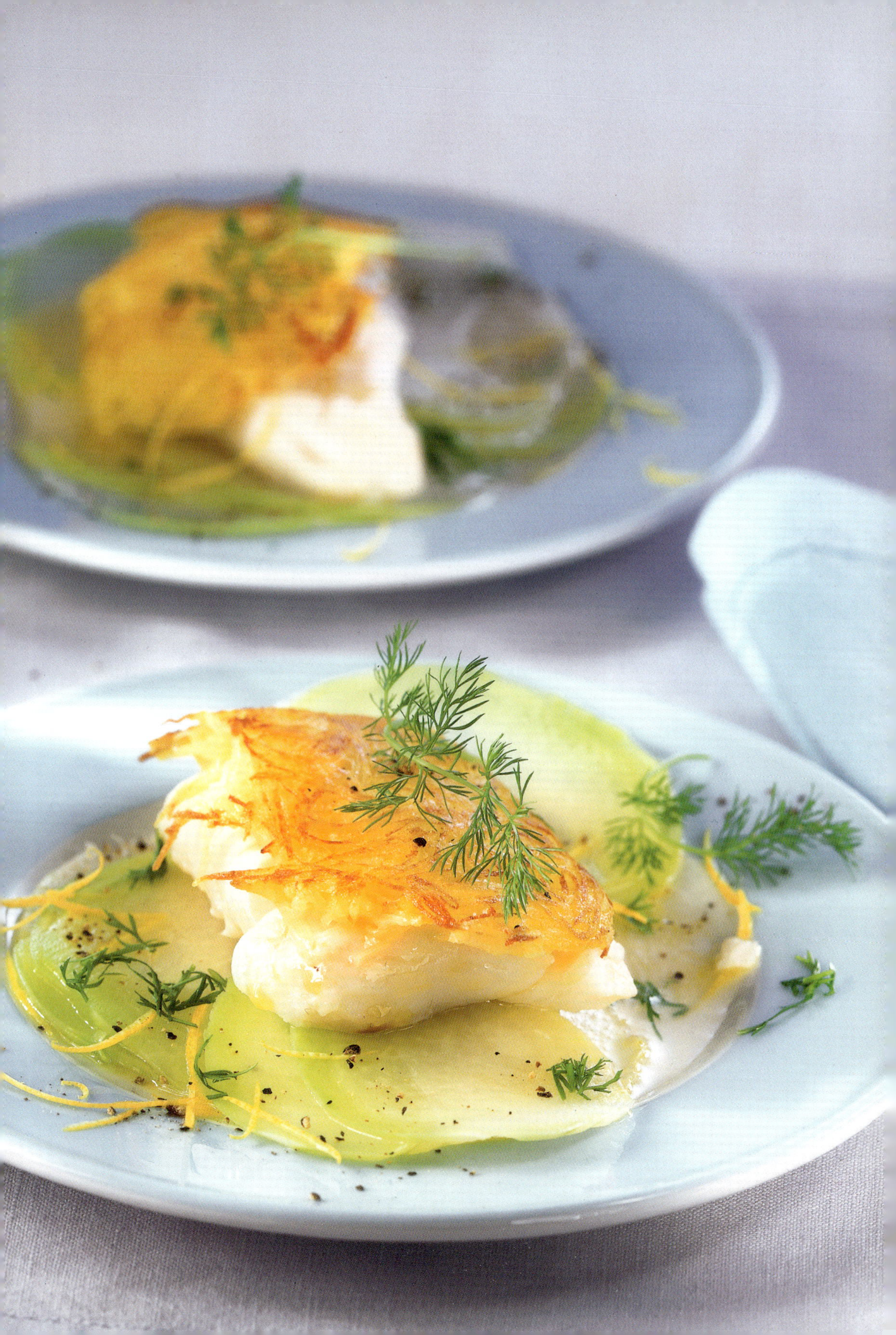

Fisch-Spießchen

mit Ananas-Chutney

FÜR 2 PERSONEN

1 rote Chilischote
200 g Ananas
2 TL Honig
1 Zimtstange
Salz
300 g Seeteufelfilet (ersatzweise Lachs-, Thunfisch- oder Blue Merlinfilet)
2 Knoblauchzehen
150 g fettarmer Joghurt (1,5 % Fett)
1 TL Currypulver
1 Zwiebel
1 rote Paprikaschote
1 kleiner Zucchino
1 EL Rapsöl
4–6 Holzspieße

ZUBEREITUNG: ca. 30 Min.
MARINIERZEIT: ca. 2 Std.

1. Die Chilischote waschen, putzen und in feine Ringe schneiden. Die Ananas schälen, den Strunk entfernen und das Fruchtfleisch in sehr kleine Stücke schneiden. Mit 150 ml Wasser zum Kochen bringen. Die Chiliringe, Honig und Zimtstange einrühren, salzen und ca. 15 Min. kochen.
2. Das Fischfilet kalt abspülen, trockentupfen und in Würfel schneiden. Den Knoblauch abziehen und fein hacken. Mit Joghurt und Currypulver verrühren, mit Salz würzen. Den Fisch mit der Marinade übergießen und im Kühlschrank 2 Std. durchziehen lassen.
3. Die Zwiebel abziehen und in Spalten schneiden. Die Paprika waschen, halbieren, putzen und in breite Streifen schneiden. Den Zucchino waschen, putzen und in dicke Scheiben schneiden.
4. Die Fischwürfel aus der Marinade nehmen und abtropfen lassen. Die Würfel abwechselnd mit Zwiebel, Paprika und Zucchini auf die Spieße ziehen.
5. Eine Grillpfanne mit dem Öl ausstreichen und erhitzen. Die Fisch-Spießchen darin rundum braten. Mit dem Ananas-Chutney servieren.

DAZU PILAW-REIS

Rundum ausgewogen werden die Fisch-Spießchen mit würzigem Pilaw-Reis als Beilage: Dafür für 2 Personen 1 EL Öl in einem beschichteten Topf erhitzen und 1 gehackte Zwiebel darin anbraten. 120 g Naturreis (Basmati) einrühren, bis alle Körner glänzend mit Öl überzogen sind. Mit je 1 Prise Muskatnuss, gemahlenem Koriander und Kardamom bestäuben und unter Rühren kurz anrösten. Durch die Hitze entfalten die Gewürze ihr ganzes Aroma. Den Reis mit 250 ml Gemüsebrühe aufgießen, salzen und ca. 45 Min. zugedeckt köcheln lassen. Vor dem Servieren je 1 EL Rosinen und gehackte Pistazien untermischen.

Nährwerte pro Portion:

285 kcal • **27 g** Eiweiß • **8 g** Fett • **24 g** Kohlenhydrate • **6 g** Ballaststoffe

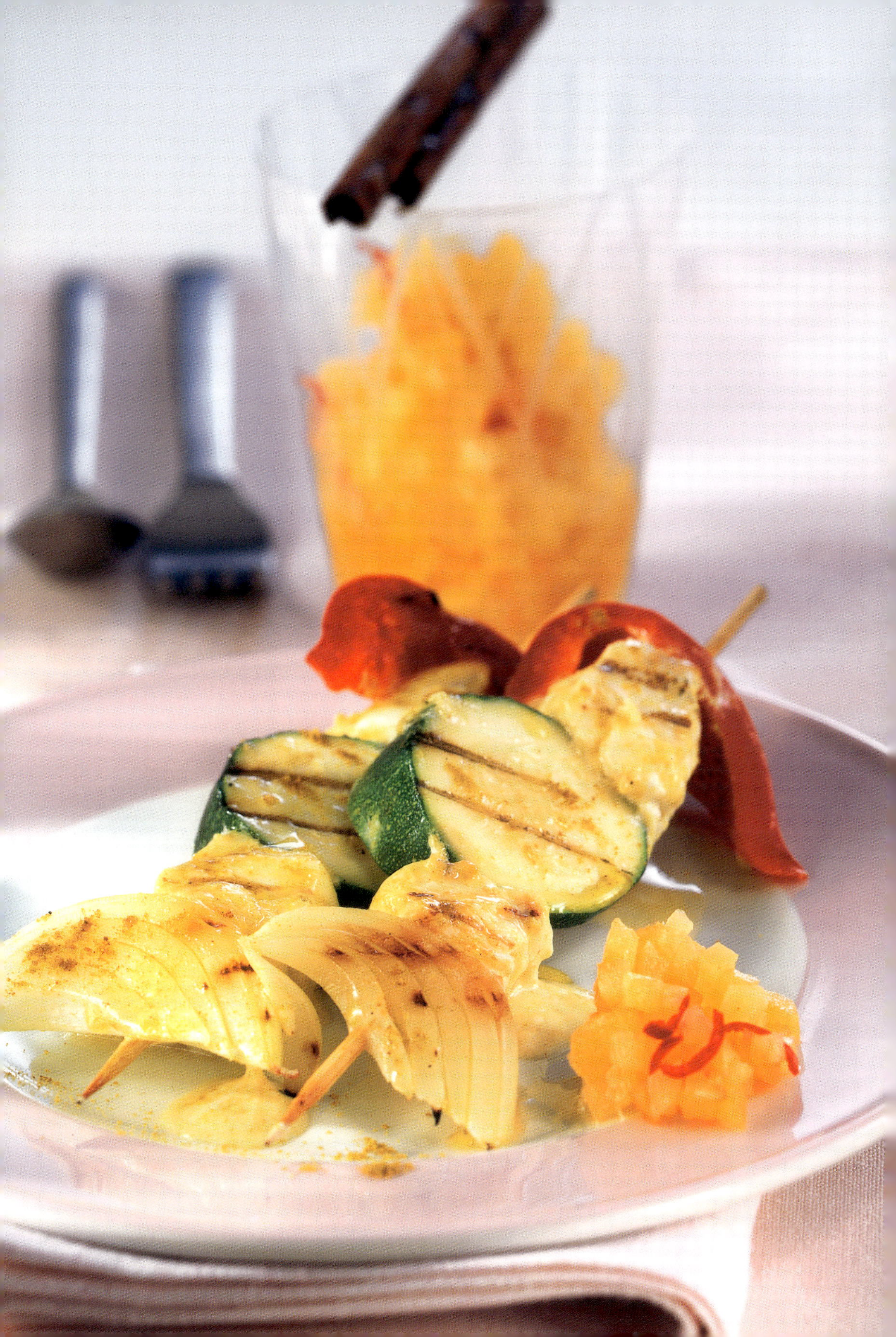

Gedämpftes Heilbuttfilet

im Gemüsemantel

FÜR 2 PERSONEN

100 g Lauch
100 g Zucchini
50 g Zuckerschoten
1 Möhre
400 g Heilbuttfilet
Salz, Pfeffer
2 EL Zitronensaft
1/2 TL gehackter Ingwer
2 EL Sojasauce
2 EL trockener Sherry
2 EL passierte Tomaten (Fertigprodukt)
1 TL gerösteter Sesam

ZUBEREITUNG: ca. 30 Min.

1. Den Lauch putzen, längs halbieren, gründlich waschen und in dünne Streifen schneiden. Die Zucchini waschen, putzen und in Scheiben schneiden. Die Zuckerschoten waschen, putzen und diagonal durchschneiden. Die Möhre putzen, dünn schälen und mit dem Sparschäler feine Streifen abziehen.
2. Lauch, Zucchini und Zuckerschoten auf einem großen Teller ausbreiten.
3. Das Fischfilet kalt abspülen, trockentupfen, salzen und pfeffern. Den Fisch mit Zitronensaft beträufeln und auf das Gemüse legen. Mit den Möhrenstreifen und Ingwer bestreuen.
4. Eine Tasse umgedreht in einen Wok oder einen großen, flachen Topf stellen. Den Wok 3 cm hoch mit Wasser füllen. Das Wasser zum Kochen bringen. Den Fischteller auf die Tasse stellen, abdecken und ca. 10 Min. im Dampf garen.
5. Die Sojasauce mit Sherry, Tomaten und Sesam verrühren. Den Dip zum Fisch servieren. Dazu schmecken Reis oder Pellkartoffeln.

GESUND WÜRZEN

Frischer Ingwer zählt neben Knoblauch und Soja zu den Top-Lieferanten von bioaktiven Pflanzenstoffen, die Krebs vorbeugen können. Darüber hinaus stärkt frischer Ingwer den Magen, fördert die Verdauung und schmeckt hervorragend. Geschält und fein gehackt bringt er ein würzig-pikantes Aroma in Suppen, Dressings, Gemüse, Fleisch- und Fischgerichte. Die asiatische und indische Küche kocht traditionell viel mit frischem Ingwer. Ingwer bleibt in einem verschlossenen Plastikbeutel im Kühlschrank mindestens 1 Woche frisch.

Nährwerte pro Portion:

290 kcal • **46 g** Eiweiß • **5 g** Fett • **11 g** Kohlenhydrate • **6 g** Ballaststoffe

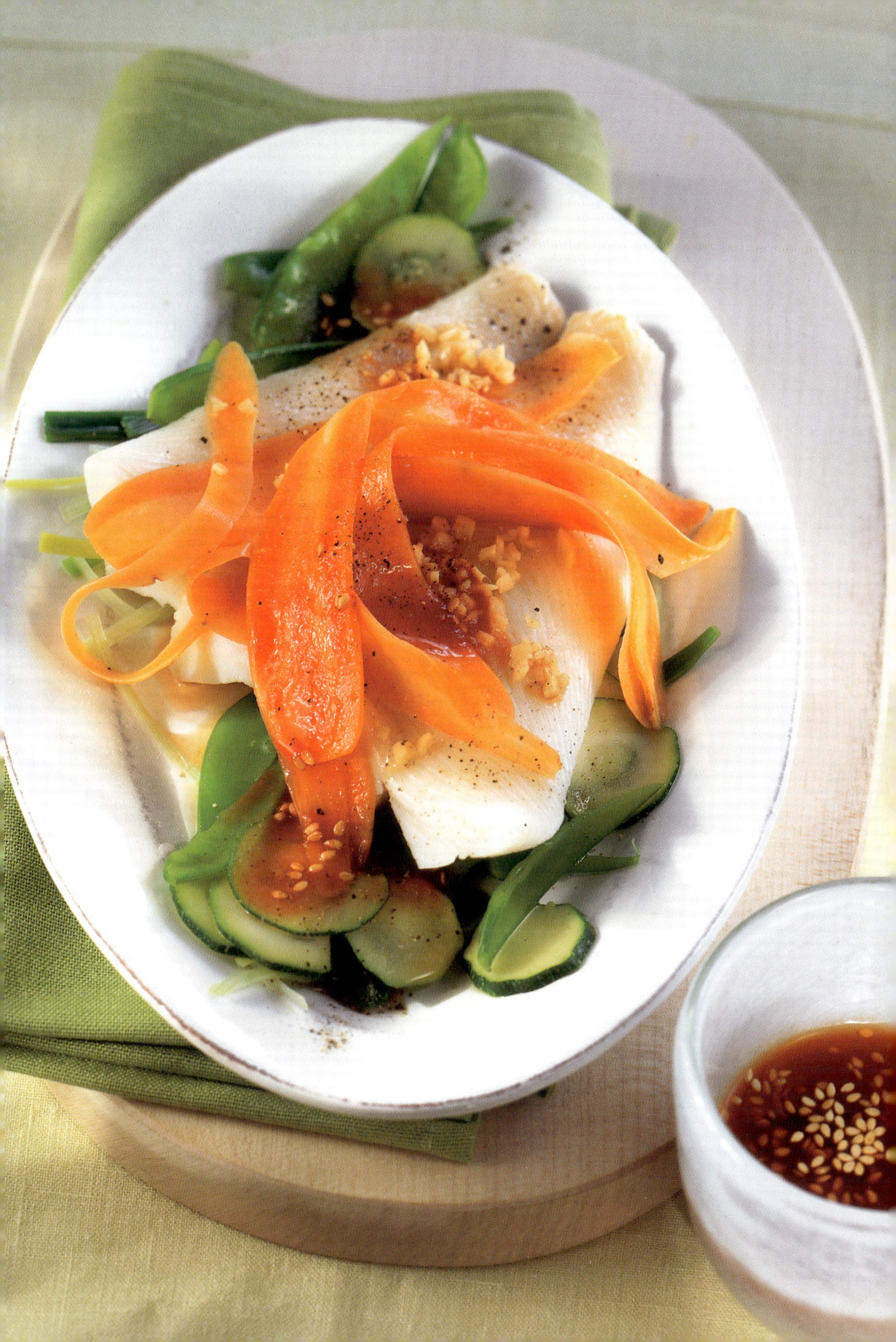

Gebratener Rotbarsch

mit Tomaten auf Linsen

FÜR 2 PERSONEN

100 g kleine schwarze Linsen (ersatzweise braune Linsen)
1 Schalotte
3 Knoblauchzehen
Salz, Pfeffer
3 Tomaten
1 kleines Bund Basilikum
2 EL Olivenöl
300 g Rotbarschfilet (ersatzweise Kabeljau-, Hoki- oder Seeteufel-filet)
3 EL Mehl

ZUBEREITUNG: ca. 20 Min.
GARZEIT: ca. 30 Min.
QUELLZEIT: 4 Std.

1. Die Linsen verlesen und 4 Std. in kaltem Wasser einweichen. Die Schalotte und 1 Knoblauchzehe abziehen und fein hacken. Die Linsen in einem Sieb abtropfen lassen.
2. Die Linsen mit 300 ml leicht gesalzenem Wasser, den Schalotten- und Knoblauchwürfeln zum Kochen bringen. Ca. 20 Min. kochen, bis die Linsen weich sind, aber nicht zerfallen. Die Linsen in einem Sieb abtropfen lassen.
3. 2 Knoblauchzehen abziehen und in feine Scheiben schneiden. Den Stielansatz der Tomaten entfernen. Die Tomaten kurz überbrühen, häuten und das Fruchtfleisch in Spalten schneiden. Das Basilikum fein schneiden.
4. In einem beschichteten Topf 1 EL Öl erhitzen und die Knoblauchscheiben darin kurz anbraten. Die Tomaten einrühren und mit Salz und Pfeffer würzen. Kurz erhitzen, bis die Tomaten gerade heiß sind, aber nicht zerfallen. Das Basilikum untermischen. Die Linsen wieder erhitzen, salzen und pfeffern.
5. Das Fischfilet kalt abspülen und trockentupfen. Mit Salz und Pfeffer würzen und im Mehl wenden. Überschüssiges Mehl abschütteln.
6. 1 EL Öl in einer beschichteten Pfanne erhitzen und den Fisch darin von beiden Seiten kurz braten. Die Filets mit den Tomaten auf den Linsen anrichten.

FISCH ZUM SCHLUSS

Auch dieses Rezept ist einfach gekocht, obwohl es auf den ersten Blick etwas aufwändig erscheint.

Der Schlüssel zum Erfolg liegt in der richtigen Reihenfolge der einzelnen Zubereitungsschritte: Beginnen Sie mit dem Fisch erst, wenn die Linsen nochmals erwärmt und die Tomaten gerade fertig sind. Denn weder Tomaten noch Linsen schadet kurzes Warmhalten, während jede Minute zu viel Hitze dem Fisch beträchtlichen geschmacklichen Schaden zufügt.

Nährwerte pro Portion:

430 kcal • **41 g** Eiweiß • **12 g** Fett • **37 g** Kohlenhydrate • **8 g** Ballaststoffe

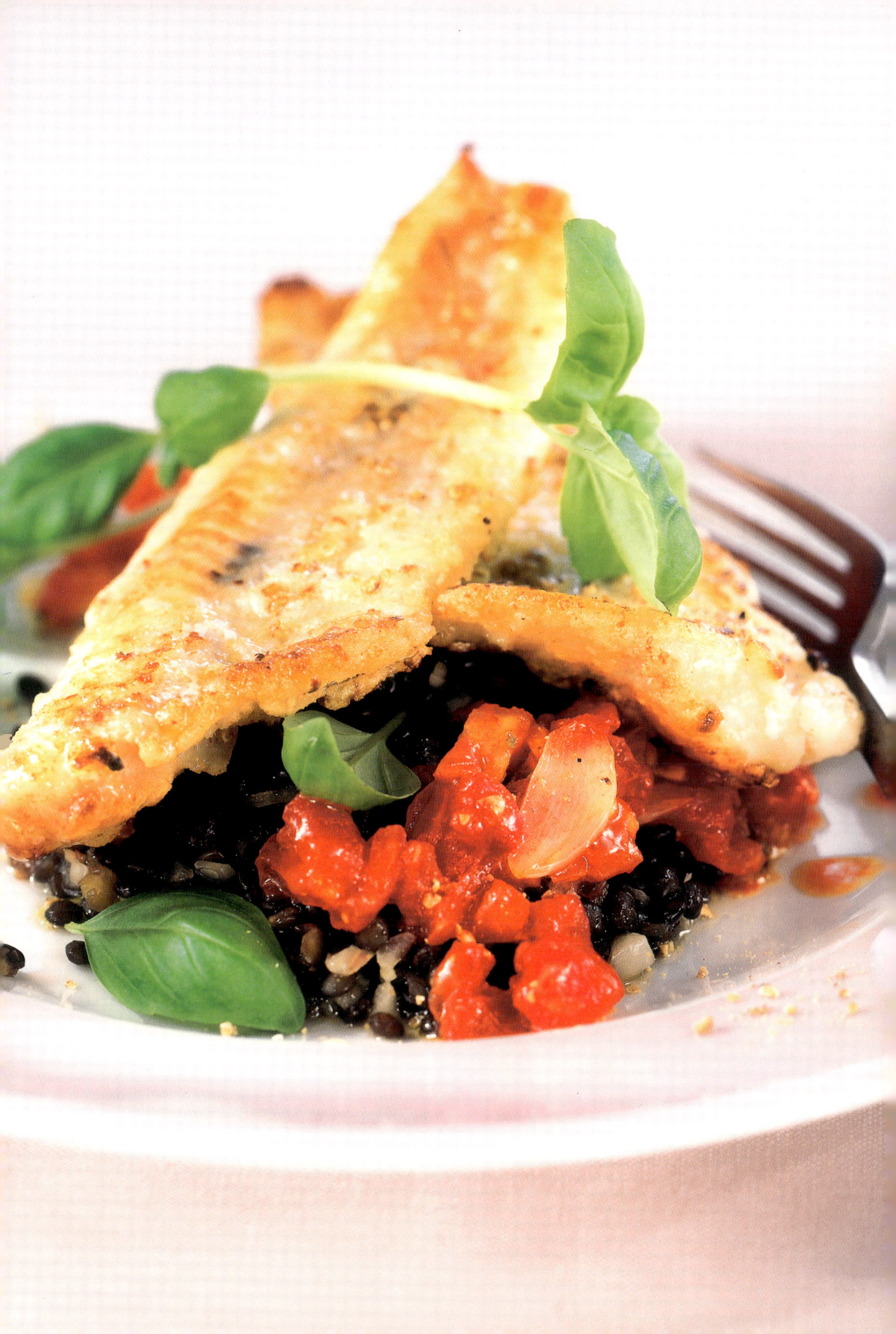

Putenrollbraten

mit Kräuter-Pilz-Füllung

FÜR 4 PERSONEN

20 g getrocknete Steinpilze
800 g Putenbrust
2 Zwiebeln
300 g Lauch
1 Möhre
2 Tomaten
200 g kleine Champignons
1 kleines Bund Petersilie
2 Scheiben Vollkorntoast
2 EL Rapsöl
2 Eiweiße
Salz, Pfeffer, Muskatnuss
150 ml Weißwein
1–2 TL Instant-Gemüsebrühe
1 Lorbeerblatt
Küchengarn

ZUBEREITUNG: ca. 45 Min.
GARZEIT: ca. 90 Min.

1. Die Steinpilze in 300 ml Wasser 30 Min. einweichen. Abgießen, dabei die Einweichflüssigkeit der Pilze auffangen. Die Pilze hacken.

2. Die Putenbrust waschen und mit Küchenpapier trockentupfen. Das Fleischstück im unteren Drittel von einer Seite einschneiden (aber nicht durchtrennen), dann im oberen Drittel von der anderen Seite einschneiden. Zu einer Fläche ausklappen.

3. Die Zwiebeln abziehen und in Scheiben schneiden. Den Lauch putzen, längs halbieren, gründlich waschen und in feine Streifen schneiden. Die Möhre putzen, dünn schälen und in dicke Stifte schneiden. Die Tomaten waschen und in Achtel schneiden, dabei die Stielansätze entfernen. Die Champignons trocken abbürsten. Die Petersilie waschen, trockenschütteln und hacken. Den Toast zerkrümeln.

4. Den Backofen vorheizen. 1/2 EL Öl in einer beschichteten Pfanne erhitzen und den Lauch darin unter Rühren braten, bis er zusammenfällt.

5. Den Lauch mit den Steinpilzen, Petersilie, Toast und Eiweißen mischen. Mit Salz, Pfeffer und Muskatnuss abschmecken.

6. Das Fleisch salzen und pfeffern. Die Lauchmasse darauf verstreichen, dabei an den Längsseiten einen 2 cm breiten Rand frei lassen. Das Fleisch von der Längsseite her aufrollen und mit Küchengarn zusammenbinden.

7. 1 1/2 EL Öl in einem beschichteten Bräter erhitzen. Den Rollbraten mit den Zwiebeln und Möhren darin rundum anbraten. Die Tomaten einrühren, die Einweichflüssigkeit der Pilze und Weißwein angießen. Mit Instant-Gemüsebrühe, Lorbeer und Pfeffer würzen.

8. Den Braten zugedeckt im Ofen bei 190° (unten, Umluft 170°) ca. 75 Min. schmoren. Dabei mehrmals mit dem Bratenfond übergießen. Die Champignons um das Fleisch verteilen und den Braten in 15 Min. im offenen Bräter fertig garen.

9. Die Champignons herausnehmen und die Sauce durch ein Sieb streichen. Das Küchengarn entfernen und den Braten in Scheiben schneiden. Mit den Champignons und der Sauce servieren. Dazu schmecken Nudeln, Petersilienkartoffeln oder Reis.

Nährwerte pro Portion:

370 kcal • **57 g** Eiweiß • **8 g** Fett • **13 g** Kohlenhydrate • **7 g** Ballaststoffe

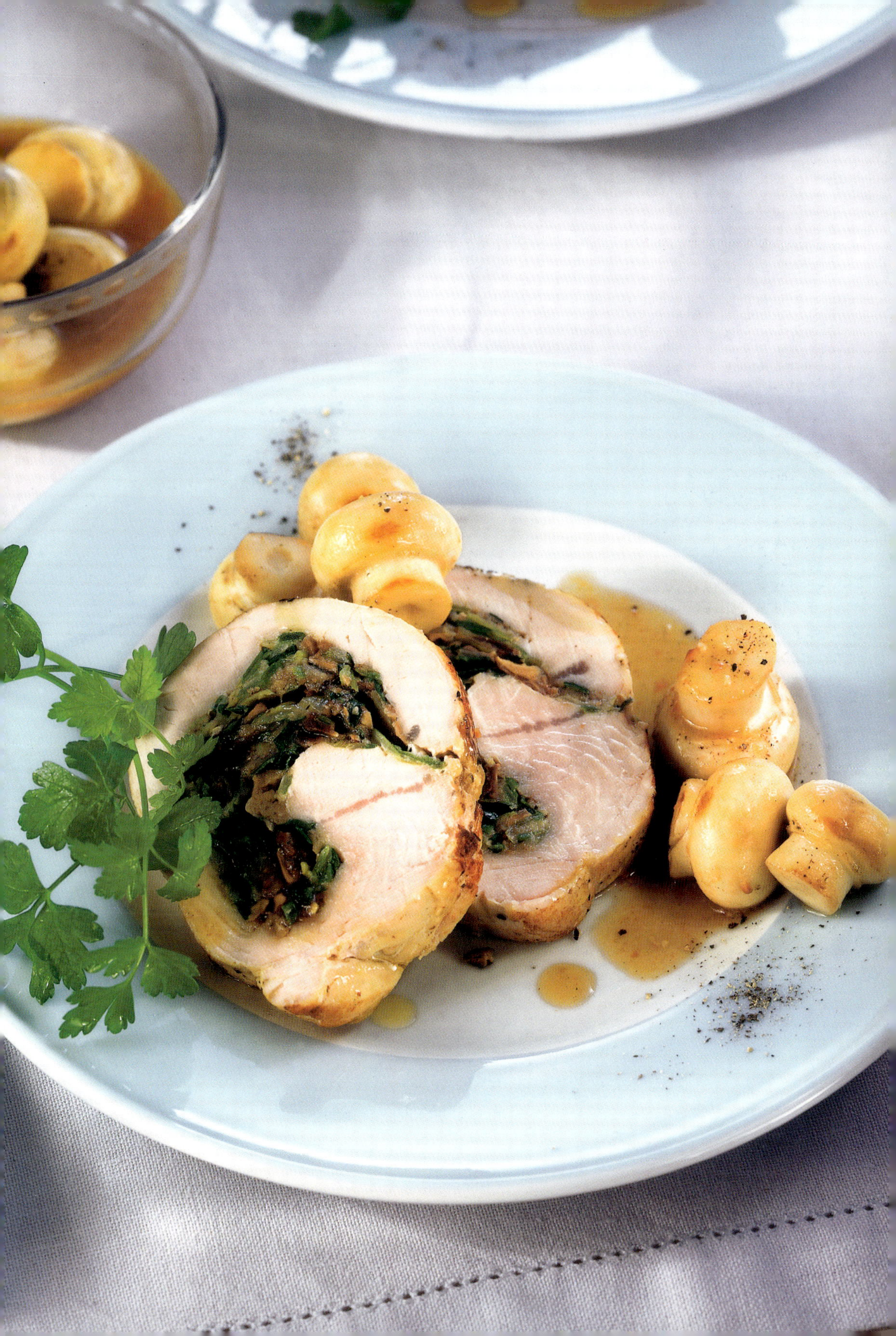

Hähnchen und Spargel

aus der Folie

FÜR 2 PERSONEN

200 g grüner Spargel
1 kleine Möhre
2 Tomaten
2 Hähnchenbrustfilets (à 150 g)
1 TL Olivenöl
Salz, Pfeffer
150 g fettarmer Joghurt (1,5 % Fett)
2 EL tiefgekühlte Kräuter »Italienische Art«
Alufolie

ZUBEREITUNG: ca. 15 Min.
GARZEIT: ca. 20 Min.

1. Den Spargel waschen, das untere Drittel dünn schälen, holzige Endstücke abschneiden. Die Stangen in 4 cm lange Stücke teilen. Die Möhre putzen, dünn schälen und in dünne Stifte schneiden. Die Tomaten waschen, in Scheiben schneiden. Das Fleisch waschen, trockentupfen und in Scheiben schneiden. Den Backofen vorheizen.
2. 2 Bögen Alufolie (25 x 25 cm) dünn mit 1 TL Öl einstreichen. Die Tomaten dachziegelartig in die Mitte der Folie legen. Die Spargelstücke und Möhrenstifte darauf verteilen. Das Gemüse leicht salzen.
3. Das Fleisch salzen und pfeffern und auf das Gemüse legen.
4. Die Alufolie fest zu Päckchen zusammenfalten, sodass keine Flüssigkeit und kein Dampf entweicht. Die Päckchen auf ein Backblech setzen und im Ofen bei 200° (Mitte, Umluft 180°) ca. 20 Min. garen.
5. Den Joghurt mit den Kräutern verrühren. Mit Salz und Pfeffer würzen. Die Hähnchen-Päckchen mit dem Dip servieren. Dazu passen Pellkartoffeln oder Polenta.

EINGEWICKELT

Schmeckt auch toll: Zartes Fischfilet mit Brokkoliröschen auf dünnen Kartoffelscheiben in Folie garen. Besonders nett, wenn jeder Gast sein eigenes »Päckchen« noch fest verschlossen auf einem Teller serviert bekommt.

Nährwerte pro Portion:

290 kcal • **42 g** Eiweiß • **9 g** Fett • **9 g** Kohlenhydrate • **4 g** Ballaststoffe

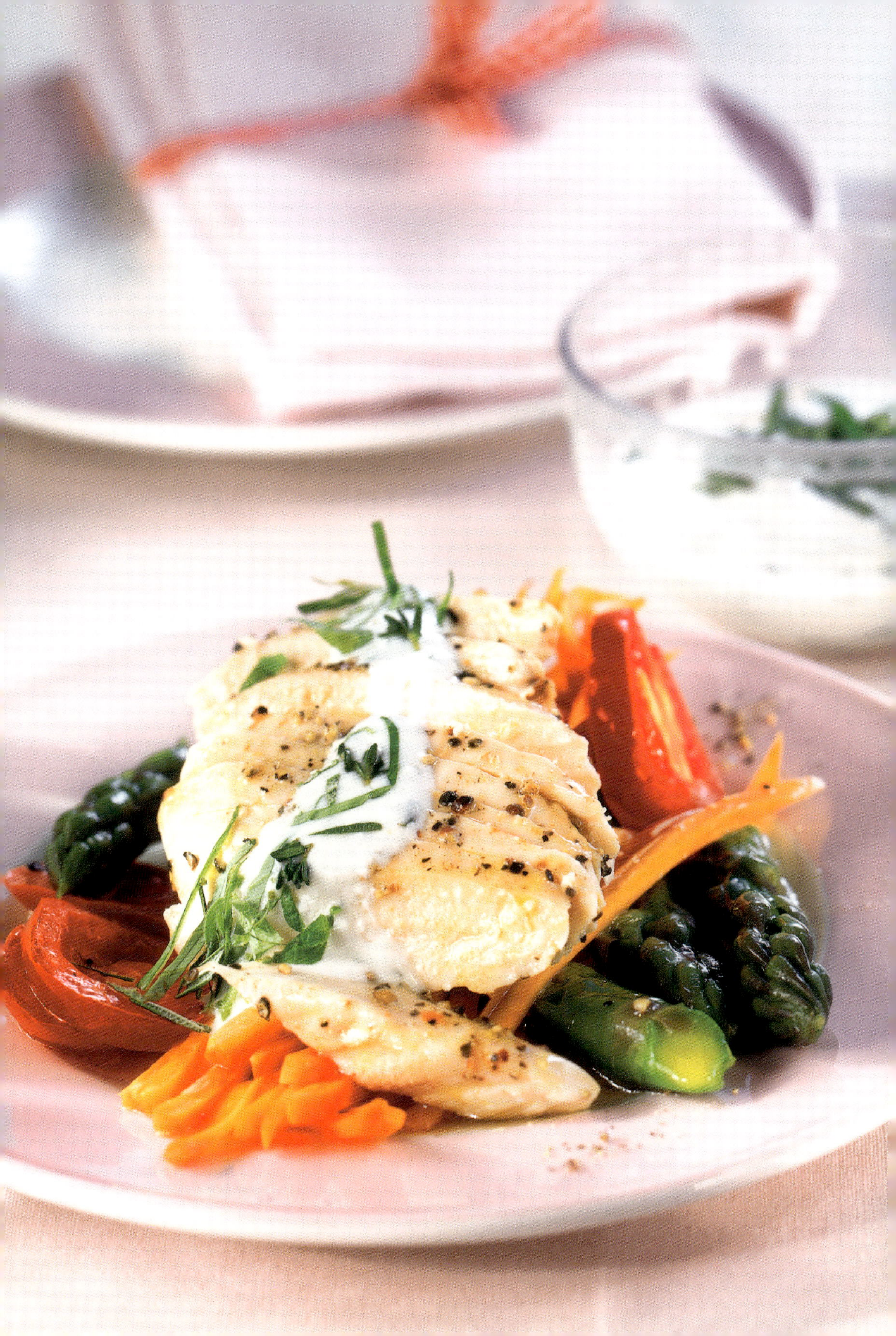

Hähnchen

in Cashew-Curry-Sauce

FÜR 2 PERSONEN

200 g Hähnchenbrustfilet
1 Zwiebel
2 Knoblauchzehen
1 kleine Dose geschälte Tomaten (400 g Füllgewicht)
2 EL Öl
1 TL Currypulver
100 g fettarmer Joghurt (1,5 % Fett)
20 g Cashewkerne
1/2 TL gehackter Ingwer
4 EL Gemüsebrühe
1 TL Mehl
1 EL Sojasauce
Salz, Chilipulver
1 TL gehackter Koriander (ersatzweise gehackte Petersilie)

ZUBEREITUNG: ca. 30 Min.

1. Das Fleisch waschen, trockentupfen und in Streifen schneiden. Zwiebel und Knoblauch abziehen und grob hacken. Tomaten in ein Sieb gießen, dabei den Saft auffangen. Die Tomaten grob hacken.
2. 1 EL Öl in einer beschichteten Pfanne erhitzen und die Zwiebel darin bei schwacher Hitze glasig dünsten. Mit 1/2 TL Currypulver bestäuben und kurz unter Rühren anrösten.
3. Die Tomaten, den Tomatensaft und Knoblauch unterrühren. Die Sauce 5 Min. köcheln lassen.
4. Die Tomatensauce mit Joghurt, Cashews, Ingwer, Gemüsebrühe und Mehl im Mixer oder mit dem Zauberstab fein pürieren. Bei Bedarf noch etwas Gemüsebrühe unterrühren.
5. 1 EL Öl in einer beschichteten Pfanne erhitzen und die Filetstreifen darin unter Rühren anbraten. Mit 1/2 TL Currypulver bestäuben und mit Sojasauce ablöschen. Die Cashew-Curry-Sauce angießen. Abdecken und köcheln lassen, bis das Fleisch gar ist.
6. Das Hähnchen mit Salz und Chilipulver abschmecken und mit Koriander bestreut servieren. Dazu gibt's Reis.

FESTESSEN

Durch geschicktes Kombinieren wird dieses Gericht der saftige Höhepunkt eines opulenten Mahls: Servieren Sie das Hähnchen in Cashew-Curry-Sauce mit Pilaw-Reis, Ananas-Chutney (beides Seite 92) und dem farbenfrohen Salat »Tropical« (Seite 42).

CHILIPULVER

Fein dosiert bringt Chili pikante Würze ins Essen. Für die Schärfe ist das Capsaicin der Chilischoten verantwortlich. Es regt den Kreislauf an, macht das Blut dünner und beugt so Blutgerinnseln vor.

Nährwerte pro Portion:

340 kcal • **31 g** Eiweiß • **17 g** Fett • **16 g** Kohlenhydrate • **4 g** Ballaststoffe

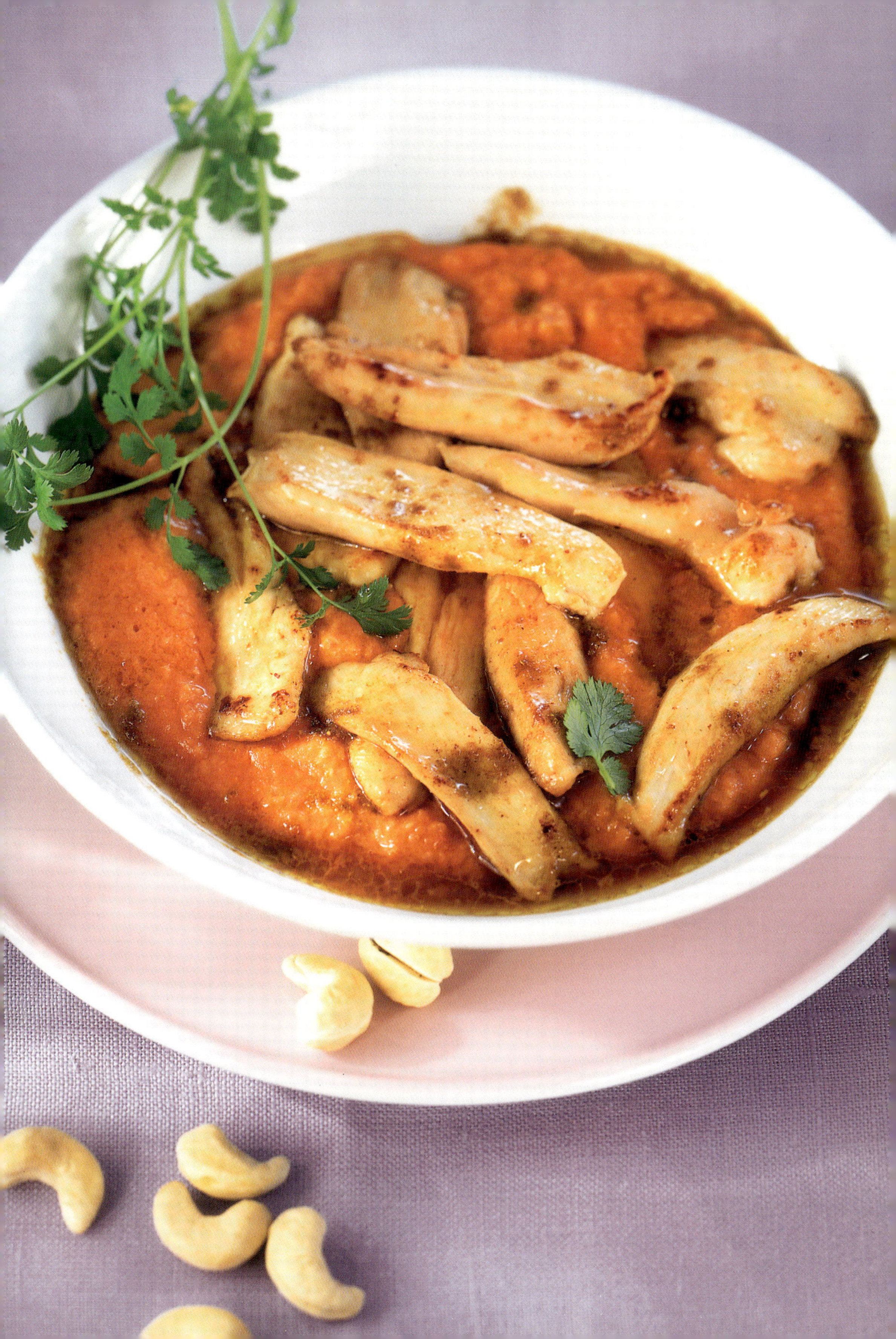

Hähnchen »Havanna«

mit Kürbisgemüse

FÜR 2 PERSONEN

1 Zwiebel
2 Knoblauchzehen
200 g Kürbis mit orangefarbenem Fruchtfleisch
400 g Tomaten
1 grüne Paprikaschote
1 EL Olivenöl
Salz
1/2 TL Thymian
Zimt, Muskatnuss, Chilipulver
2 Hähnchenbrustfilets (à 150 g)

ZUBEREITUNG: ca. 20 Min.
GARZEIT: ca. 30 Min.

1. Den Backofen vorheizen. Zwiebel und Knoblauch abziehen und fein hacken. Den Kürbis schälen, die Kerne entfernen und das Fruchtfleisch in kleine Würfel schneiden.
2. Den Stielansatz der Tomaten entfernen. Die Tomaten kurz überbrühen, häuten und in Stücke schneiden. Die Paprika waschen, halbieren, putzen und in Streifen schneiden.
3. Das Öl in einer Pfanne erhitzen und die Zwiebel darin glasig dünsten. Den Knoblauch und die Paprika einrühren, leicht salzen und unter Rühren anbraten.
4. Die Tomaten untermischen und mit Thymian, Zimt, Muskatnuss, Salz und Chilipulver würzen. Die Sauce 5 Min. köcheln lassen. Das Kürbisfruchtfleisch einrühren und kurz aufkochen.
5. Das Fleisch waschen, trockentupfen und mit Salz und Chilipulver würzen. In eine flache, ofenfeste Form legen und mit der Tomaten-Kürbis-Sauce übergießen. Die Form mit Alufolie abdecken.
6. Die Hähnchenfilets im Ofen bei 180° (Mitte, Umluft 160°) 15 Min. garen. Die Alufolie entfernen und die Hähnchenfilets in ca. 15 Min. fertig garen.

DAZU POLENTA

Wer herzhafte Beilagen liebt, serviert Polenta zu diesem Geflügelgericht. Dafür für 2 Personen 250 ml Salzwasser zum Kochen bringen und 100 g Polenta einstreuen. Unter Rühren in ca. 15 Min. einen dicken Maisbrei kochen. Die heiße Polenta auf einem Brett ca. 1,5 cm dick verstreichen und abkühlen lassen. Die Polenta kurz vor dem Servieren in Streifen schneiden und in einer beschichteten Pfanne in wenig Öl auf beiden Seiten goldgelb backen.

Außerhalb der Kürbissaison können Sie das Hähnchen auch mit Fenchel zubereiten.

Nährwerte pro Portion:

290 kcal • **40 g** Eiweiß • **7 g** Fett • **16 g** Kohlenhydrate • **8 g** Ballaststoffe

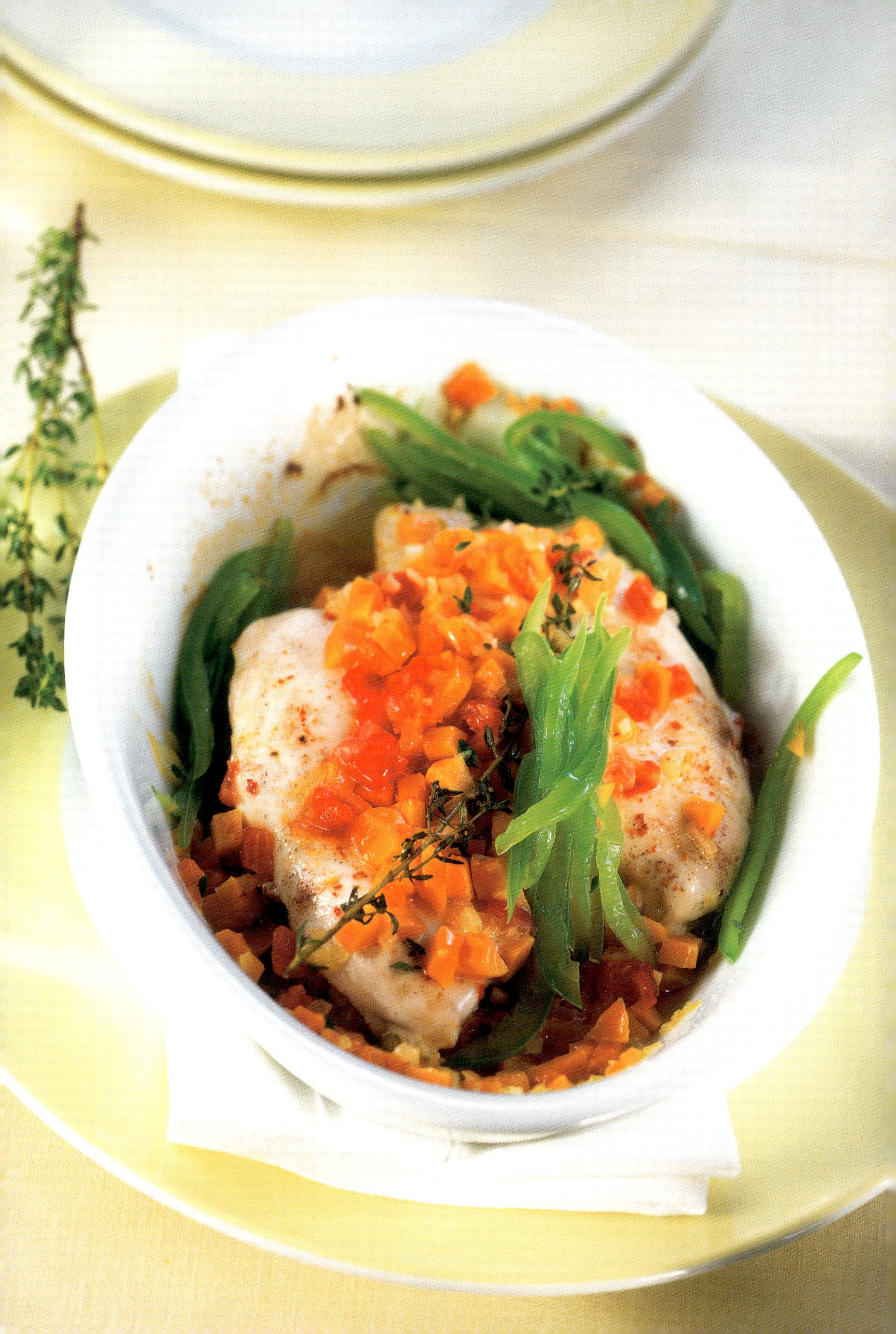

Wirsingpäckchen

mit Hähnchen-Nuss-Füllung

FÜR 2 PERSONEN

1 Kopf Wirsing (ca. 600 g)
50 g Mandelblättchen
2 Frühlingszwiebeln
200 g Hähnchenbrustfilet
1 Eiweiß
2 TL Speisestärke
2 TL helle Sojasauce
1 TL gehackter Ingwer
Salz, Chilipulver
24 Zahnstocher

ZUBEREITUNG: ca. 50 Min.

1. Die äußeren Blätter vom Wirsing entfernen. 12 große Blätter vom Strunk lösen, waschen und abtropfen lassen. (Den restlichen Wirsing anderweitig verwenden.)
2. Die 12 Wirsingblätter in zwei bis drei Portionen in einem Dämpfeinsatz (chinesisches Bambus-Dämpfsieb oder gelochter Metalleinsatz aus dem Schnellkochtopf) zugedeckt über Wasserdampf 2 Min. garen. In einer Schüssel mit eiskaltem Wasser abschrecken und in einem Sieb abtropfen lassen.
3. Die Mandelblättchen in einer beschichteten Pfanne ohne Fett hellbraun rösten. Fein hacken. Die Frühlingszwiebeln waschen, putzen und fein schneiden.
4. Das Fleisch waschen, trockentupfen und würfeln. Die Würfel mit einem großen Messer fein hacken. Mit den Mandeln, Frühlingszwiebeln, Eiweiß, Speisestärke, Sojasauce und Ingwer mischen. Mit Salz und Chilipulver abschmecken.
5. Je ca. 2 EL Fleischmasse in die Mitte der Wirsingblätter setzen. Die Blätter über der Füllung zusammenfassen und mit je 2 Zahnstochern über Kreuz zusammenstecken.
6. Die Wirsingpäckchen nebeneinander in den Siebeinsatz setzen und zugedeckt über Wasserdampf ca. 12 Min. garen.

PIKANTE BEGLEITUNG

Wenn es schnell gehen muss, reichen Sie einen Dip aus 3 EL Sojasauce, 3 EL Sherry und 1/2 TL geröstetem Sesamöl zu den Wirsingpäckchen. Wenn Sie etwas Zeit und Lust zum Kochen haben, bereiten Sie doch eine süßsaure Pflaumensauce zum Dippen: Dafür 100 g getrocknete Pflaumen und 1 Apfel in Stücke schneiden. Beides mit 150 ml Wasser zum Kochen bringen. Mit 1/4 TL Zimt, 1 TL Honig und 1 TL gehacktem Ingwer würzen und 15 Min. offen köcheln lassen. Die Pflaumensauce im Mixer oder mit dem Zauberstab fein pürieren und mit 1–2 EL Zitronensaft abschmecken.

Nährwerte pro Portion:

335 kcal • **36 g** Eiweiß • **15 g** Fett • **14 g** Kohlenhydrate • **9 g** Ballaststoffe

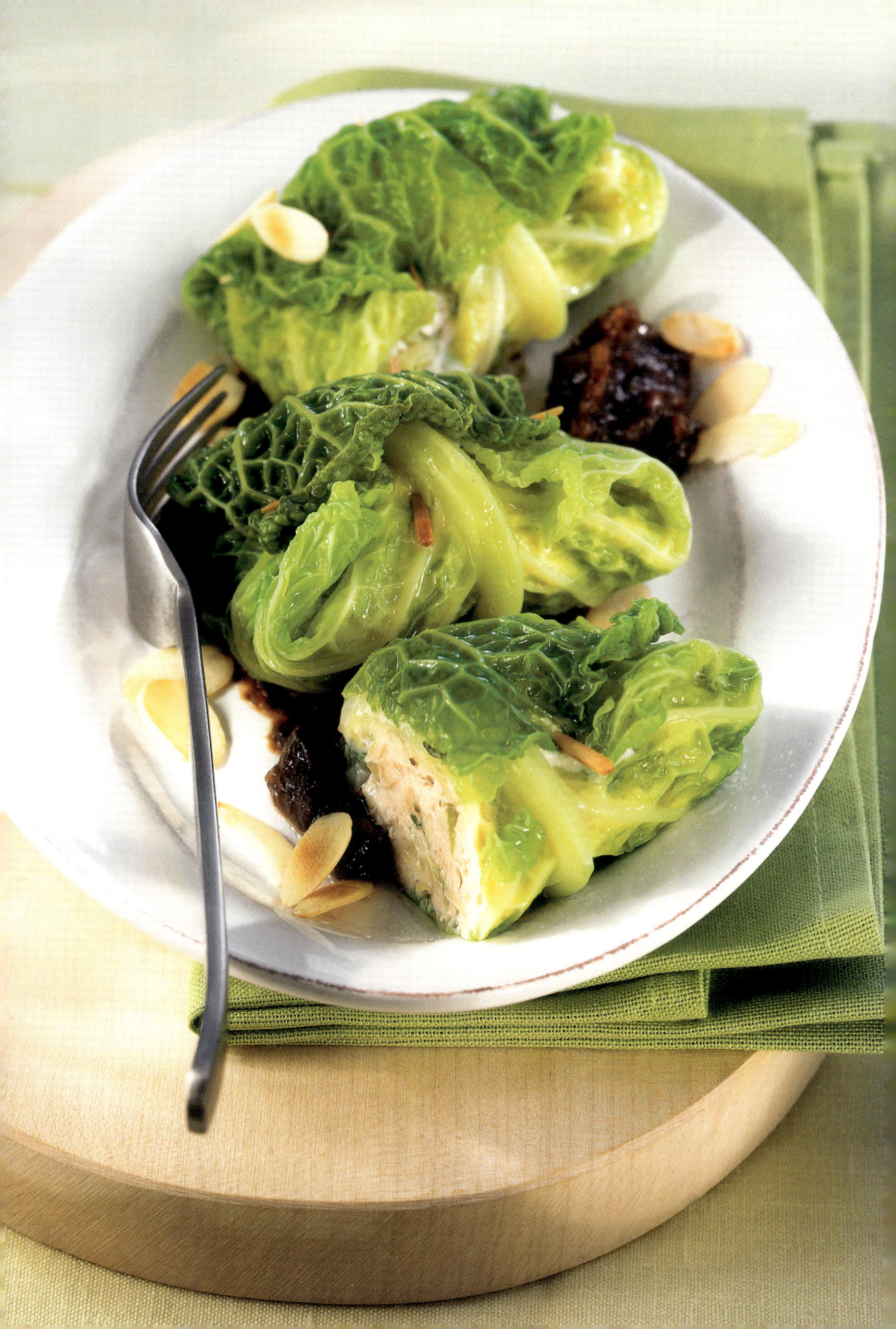

Himbeerherzen

im Joghurt-Sahne-Himmel

FÜR 2 PERSONEN

300 g Himbeeren (frisch oder tiefgekühlt)
1 Orange
2 EL brauner Zucker
1 gestrichener TL Agar-Agar
150 g fettarmer Joghurt (1,5 % Fett)
50 g Sahne
1 Päckchen Bourbon-Vanillezucker

ZUBEREITUNG: ca. 25 Min.
KÜHLZEIT: ca. 3 Std.

1. Die Himbeeren behutsam waschen und abtropfen lassen. Tiefgekühlte Früchte auftauen lassen. Einige schöne Beeren für die Garnitur beiseite legen. Die Orange auspressen.
2. Die Himbeeren mit dem Orangensaft und Zucker im Mixer oder mit dem Zauberstab fein pürieren. Das Fruchtmark durch ein Sieb streichen.
3. Das Agar-Agar mit 5 EL kaltem Wasser verquirlen. Das Himbeerpüree unter Rühren zum Kochen bringen und die Agar-Agar-Lösung mit dem Schneebesen unterziehen. 1 Min. unter Rühren kochen lassen.
4. Die Fruchtmasse 1 cm hoch in eine flache Form gießen und im Kühlschrank in ca. 3 Std. schnittfest gelieren lassen.
5. Den Joghurt mit Sahne und Vanillezucker verrühren und auf zwei Tellern verstreichen.
6. Aus dem Himbeergelee mit einer Plätzchenform Herzen ausstechen und auf die Joghurtsahne setzen. Mit den restlichen Himbeeren garnieren.

SUPER-GELIERKRAFT

Agar-Agar ist ein rein pflanzliches Geliermittel. Es wird aus vitamin- und vitalstoffreichen Meeresalgen gewonnen und enthält sehr viel Carrageen. Das sind wasserlösliche Ballaststoffe, die anregend auf das Immunsystem wirken.

Agar-Agar-Pulver gibt es in der Naturkostabteilung des Supermarkts oder im Reformhaus. Kaufen Sie ungebleichtes Agar-Agar-Pulver, es unterstreicht den natürlichen Geschmack der Zutaten.

Nährwerte pro Portion:

190 kcal • **6 g** Eiweiß • **5 g** Fett • **27 g** Kohlenhydrate • **8 g** Ballaststoffe

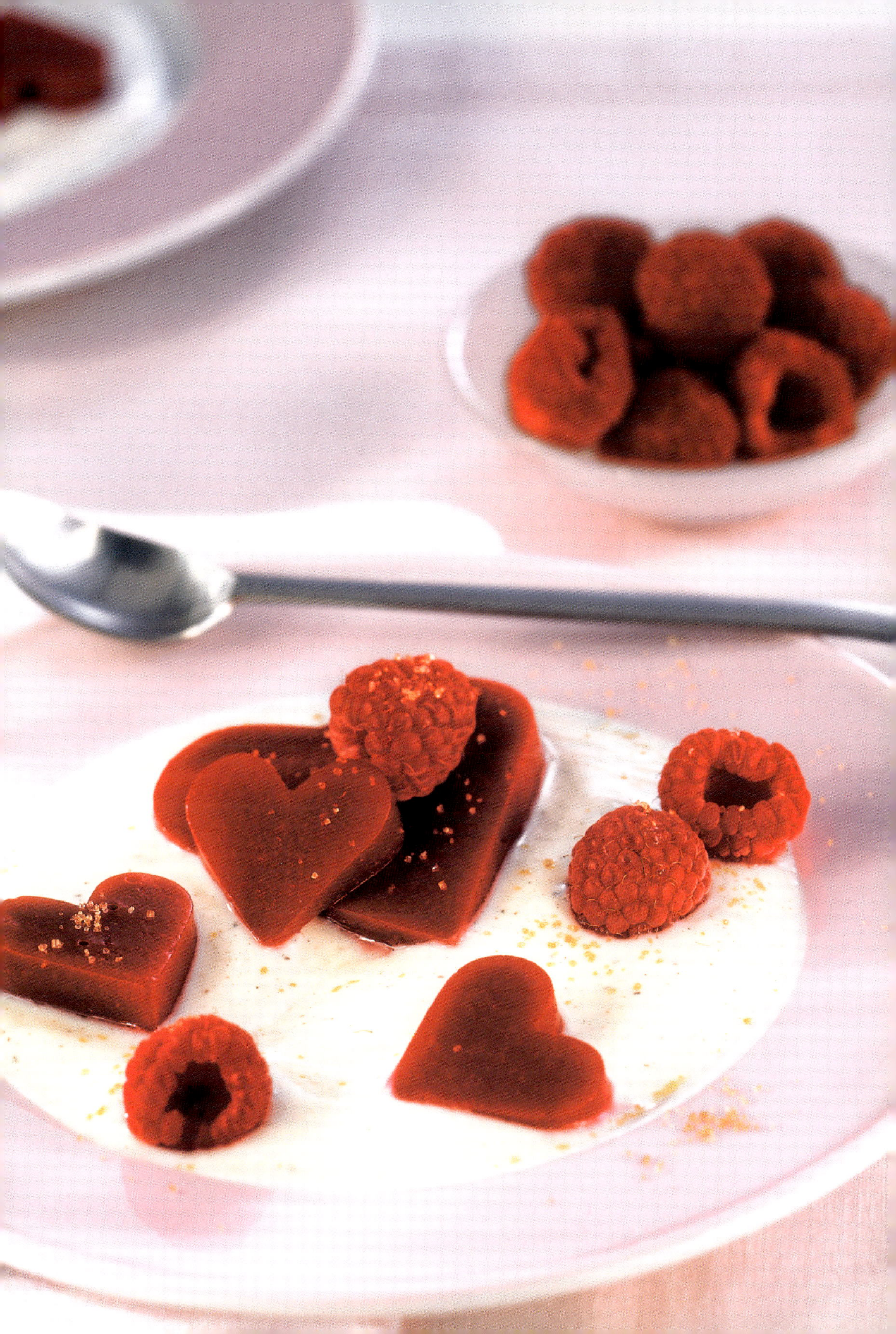

Haselnuss-Orangen-Eis

mit Melonensalat

FÜR 4 PERSONEN

FÜR DAS HASELNUSS-ORANGEN-EIS

2 Orangen
2 EL brauner Zucker
2 EL Haselnussmus
1 Päckchen Bourbon-Vanillezucker
200 g fettarmer Joghurt (1,5 % Fett)

FÜR DEN MELONENSALAT

300 g Galia-Melone
300 g Zuckermelone
300 g Wassermelone
1 Orange
2 TL Zitronensaft
4 frische Minzezweige

ZUBEREITUNG: ca. 30 Min.
GEFRIERZEIT: ca. 30 Min.

1. Die Orangen auspressen. Den Saft mit Zucker verrühren. Orangensaft, Haselnussmus und Vanillezucker mit dem Handrührgerät cremig rühren.
2. Den Joghurt kurz mit dem Handrührgerät durchrühren und unter die Haselnusscreme ziehen. Die Masse in der Eismaschine in ca. 30 Min. zu Eis rühren.
3. Für den Melonensalat die Kerne aus den Melonen schaben. Aus dem Fruchtfleisch mit dem Kugelausstecher kleine Kugeln formen. (Alternativ die Melonen schälen und das Fruchtfleisch in kleine Stücke schneiden.)
4. Die Orange auspressen und den Saft mit dem Zitronensaft mischen. Die Melonenkugeln vorsichtig darin wenden und etwas durchziehen lassen.
5. Die Minze waschen, trockenschütteln und die Blättchen abzupfen.
6. Den Melonensalat portionsweise anrichten und je 1 Kugel Haselnuss-Orangen-Eis darauf setzen. Mit den Minzeblättchen garnieren.

NUSS AUS DEM GLAS

Das Eis lässt sich auch wunderbar mit Erdnuss- oder Walnussmus zubereiten. Achten Sie aber darauf, dass diese kostbaren Nuss-Spezialitäten, die es im Reformhaus oder im Supermarkt gibt, frei von Zusätzen sind.

TIPP

Sie besitzen keine Eismaschine? Das Eis können Sie aber trotzdem problemlos zubereiten: Füllen Sie die Haselnuss-Joghurt-Masse einfach in eine flache Form und stellen Sie diese zugedeckt ins Tiefkühlfach. Alle 20 Min. kräftig umrühren und darauf achten, dass sich keine feste Eisschicht am Schüsselrand bildet. Nach 2 Std. ist das Eis fertig.

Nährwerte pro Portion:

180 kcal • **4 g** Eiweiß • **4 g** Fett • **31 g** Kohlenhydrate • **1 g** Ballaststoffe

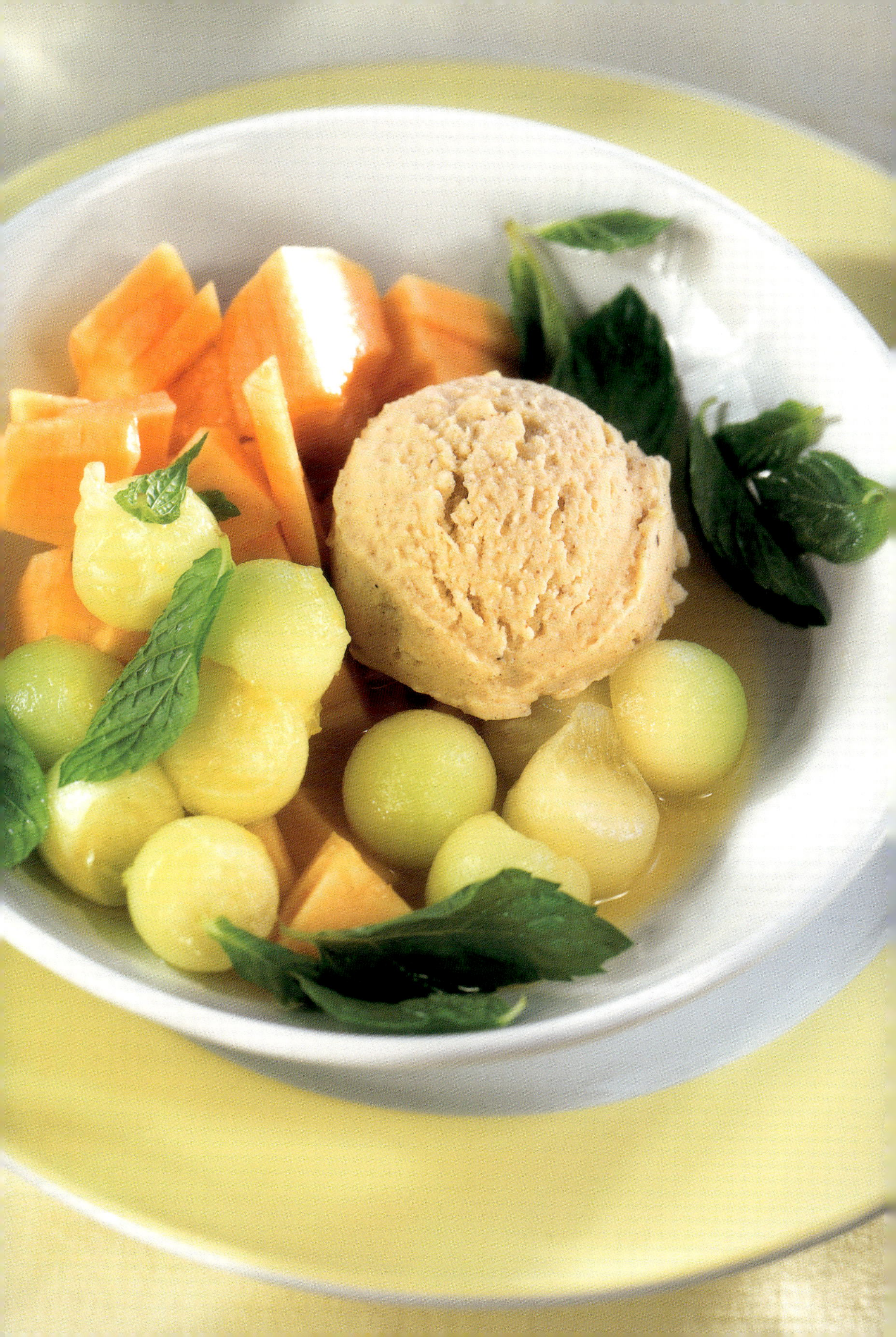

Kalte Kirschsuppe

mit Quarkwölkchen

FÜR 2 PERSONEN

FÜR DIE KIRSCHSUPPE

300 g süße Kirschen
2 Orangen
1 EL brauner Zucker
1/4 TL Agar-Agar
2 frische Zitronenmelissezweige

FÜR DIE QUARKWÖLKCHEN

150 g Magerquark
2 EL saure Sahne
2 Päckchen Bourbon-Vanillezucker
1 Prise Zimt
1 Prise Kardamom
1 Prise Muskatnuss
1 Prise abgeriebene Zitronenschale

ZUBEREITUNG: ca. 30 Min.
GELIERZEIT: ca. 2 Std.

1. Die Kirschen waschen, abtropfen lassen und entstielen. Die Früchte entkernen. Die Orangen auspressen.
2. Die Hälfte der Kirschen mit dem Orangensaft und Zucker im Mixer oder mit dem Zauberstab fein pürieren. Das Fruchtpüree durch ein Sieb streichen.
3. Das Agar-Agar mit 4 EL kaltem Wasser verquirlen. Das Fruchtpüree unter Rühren zum Kochen bringen und die Agar-Agar-Lösung mit dem Schneebesen unterziehen. 1 Min. unter Rühren kochen lassen.
4. Das heiße Püree in zwei Suppenteller gießen und mit den restlichen Kirschen bestreuen. Die Kirschsuppe ca. 2 Std. im Kühlschrank leicht gelieren lassen. Die Zitronenmelisse waschen, trockenschütteln und abzupfen.
5. Für die Quarkwölkchen den Quark mit saurer Sahne, Vanillezucker, Zimt, Kardamom, Muskatnuss und Zitronenschale mit dem Handrührgerät verquirlen.
6. Von der Quarkcreme mit einem Esslöffel kleine Nocken abstechen und auf die Kirschsuppe setzen. Mit Zitronenmelisse garnieren.

SOMMERSUPPE

Diese süße Suppe schmeckt auch mit reifen Aprikosen und roten Johannisbeeren. 150 g Aprikosen mit dem Orangensaft und Zucker pürieren und wie beschrieben fortfahren. Die Johannisbeeren vor dem Gelieren als Farbtupfer in die Suppe streuen.

Nährwerte pro Portion:

255 kcal • **12 g** Eiweiß • **3 g** Fett • **42 g** Kohlenhydrate • **3 g** Ballaststoffe

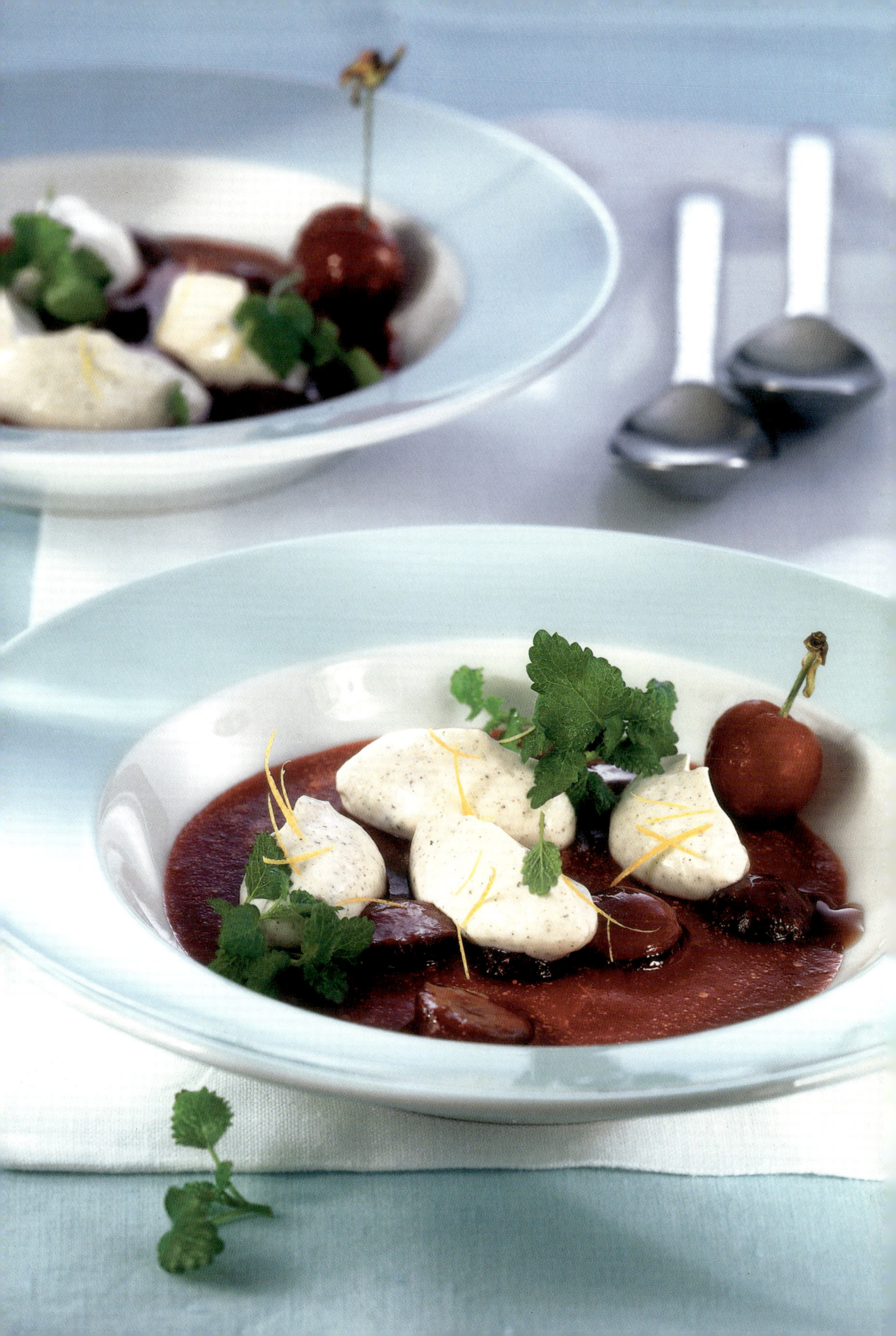

Beerensalat mit Mandelcreme

FÜR 2 PERSONEN

FÜR DEN BEERENSALAT

150 g rote Johannisbeeren
150 g Heidelbeeren
1 EL brauner Zucker
1 großer Pfirsich
1 Orange

FÜR DIE MANDELCREME

150 g Magerquark
50 g fettarmer Joghurt (1,5 % Fett)
1 EL Mandelmus
2 Päckchen Bourbon-Vanillezucker
2 TL geröstete Mandelblättchen

ZUBEREITUNG: ca. 15 Min.

1. Die Beeren behutsam waschen und abtropfen lassen. Die Johannisbeeren von den Rispen streifen. Die Beeren mit Zucker bestreuen und etwas durchziehen lassen.
2. Den Pfirsich waschen, abtrocknen und halbieren. Den Kern herauslösen und das Fruchtfleisch in dünne Spalten schneiden. Die Orange auspressen. Den Saft mit den Beeren und Pfirsichspalten mischen.
3. Für die Mandelcreme den Quark mit Joghurt, Mandelmus und Vanillezucker mit dem Handrührgerät verquirlen.
4. Den Fruchtsalat portionsweise mit der Mandelcreme anrichten. Mit Mandelblättchen garnieren.

MIT MANGO

So schmeckt der Winter: 1 reife Mango in schöne Spalten schneiden, in etwas Orangensaft marinieren und mit der Mandelcreme servieren.

Nährwerte pro Portion:

260 kcal • **15 g** Eiweiß • **5 g** Fett • **34 g** Kohlenhydrate • **12 g** Ballaststoffe

Orangen-Joghurt-Creme

FÜR 2 PERSONEN

1 unbehandelte Orange
3 große Saftorangen
2 Eigelbe
30 g Speisestärke
100 g Zucker
150 g Sojajoghurt (ersatzweise fettarmer Joghurt)
10 g Edelbitterschokolade (70 % Kakao)

ZUBEREITUNG: ca. 20 Min.
KÜHLZEIT: ca. 2 Std.

1. Die unbehandelte Orange waschen und abtrocknen. Die Hälfte der Schale dünn abreiben. Alle Orangen auspressen und 300 ml Saft abmessen.
2. Den Orangensaft mit Orangenschale, Eigelben, Speisestärke und Zucker mit dem Schneebesen verquirlen.
3. Die Mischung unter Rühren erhitzen und kurz kochen lassen, bis die Creme andickt. Die Creme vom Herd nehmen und im Wasserbad abkühlen lassen. Den Joghurt unterziehen.
4. Die Orangen-Joghurt-Creme portionsweise in Gläsern anrichten. Die Schokolade grob reiben und über die Creme streuen.

TIPP

Unbehandelte Orangen gibt's im Bioladen.

Nährwerte pro Portion:

200 kcal • **6 g** Eiweiß • **1 g** Fett • **42 g** Kohlenhydrate • **1 g** Ballaststoffe

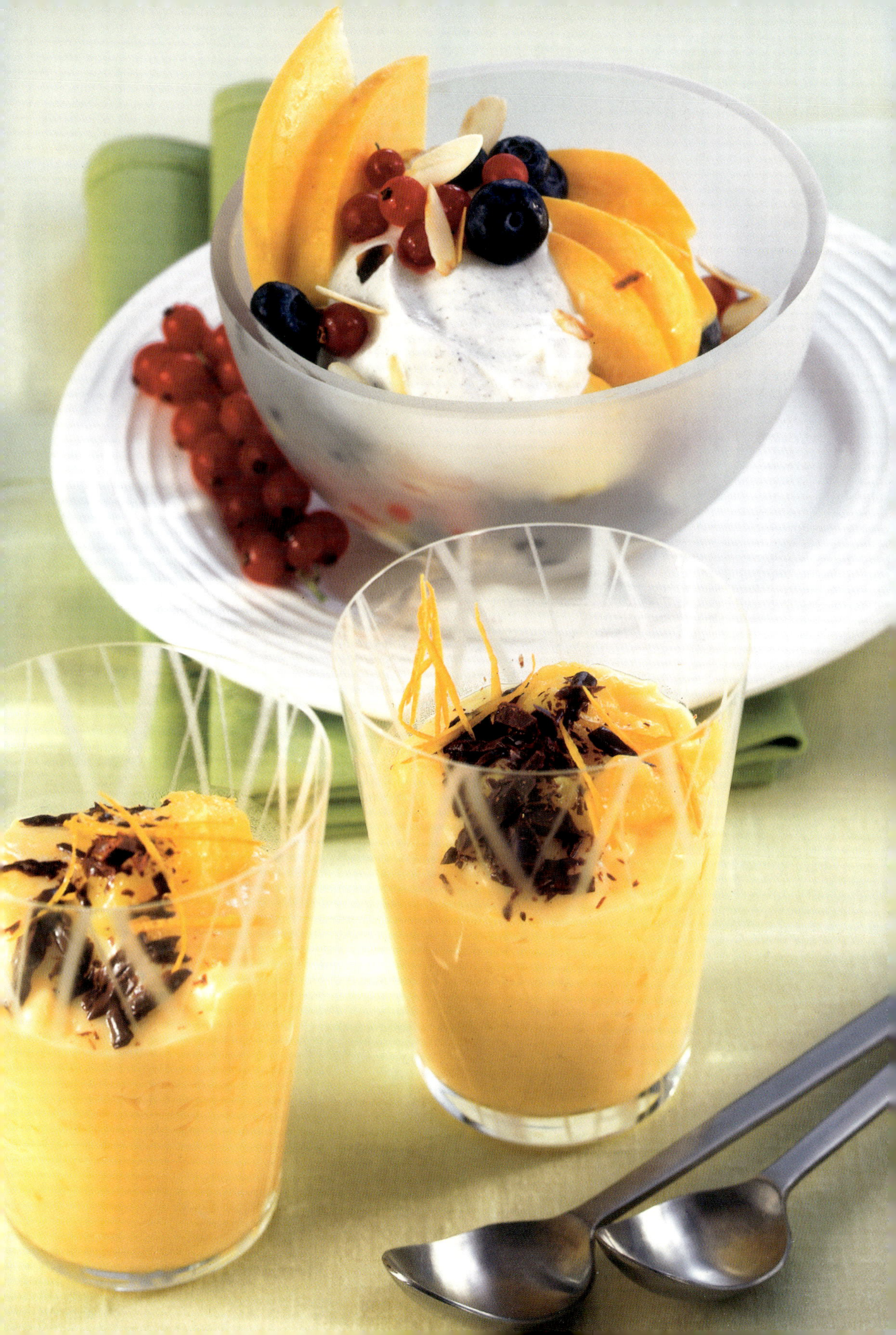

Quarkklößchen auf Zitrusfrüchtesalat

FÜR 4 PERSONEN

FÜR DEN ZITRUSFRÜCHTE-SALAT

1 rosa Grapefruit
1 Blutorange
2 Mandarinen
3 Saftorangen
1/2 TL Speisestärke
2 TL Honig

FÜR DIE QUARKKLÖSSCHEN

250 g Magerquark
70 g Grieß
3 Eiweiße
1/2 TL Zimt
2 Päckchen Bourbon-Vanillezucker
Salz

ZUBEREITUNG: ca. 30 Min.
KÜHLZEIT: ca. 30 Min.

1. Die Grapefruit, Blutorange und Mandarinen dick schälen, dabei die weiße Haut vollständig entfernen. Die Fruchtfilets zwischen den Trennhäutchen herauslösen. Dabei den austretenden Saft auffangen.
2. Die Saftorangen auspressen. Den Saft mit Speisestärke, Honig und dem aufgefangenen Saft unter Rühren aufkochen, bis die Sauce bindet. Die Fruchtfilets unterziehen und den Salat kühl stellen.
3. Für die Quarkklößchen Magerquark, Grieß, 2 Eiweiße, Zimt und Vanillezucker verrühren. 1 Eiweiß steif schlagen. Den Eischnee behutsam unter die Quarkmasse heben.
4. Von der Quarkmasse mit zwei Esslöffeln Klößchen abstechen und in leicht kochendem Salzwasser ca. 10 Min. offen ziehen lassen.
5. Die Quarkklößchen portionsweise auf dem Zitrusfrüchtesalat anrichten.

Nährwerte pro Portion:

225 kcal • **14 g** Eiweiß • **1 g** Fett • **39 g** Kohlenhydrate • **3 g** Ballaststoffe

Milchreis mit Pflaumensauce

FÜR 4 PERSONEN

150 g Naturreis (Rundkorn)
1 Zimtstange
3 EL brauner Zucker
200 ml Sojamilch (ersatzweise fettarme Milch)
2 Päckchen Bourbon-Vanillezucker
1 Prise Kardamom
500 g reife Pflaumen
1/4 TL Zimt
1 Stück unbehandelte Zitronenschale

ZUBEREITUNG: ca. 50 Min.

1. Den Reis waschen und abtropfen lassen. 300 ml Wasser zum Kochen bringen. Den Reis einstreuen. Mit Zimtstange und 1 EL Zucker zugedeckt ca. 30 Min. köcheln lassen.
2. Die Sojamilch mit Vanillezucker und Kardamom unter den Reis rühren. Den Milchreis wieder zum Kochen bringen und zugedeckt ca. 20 Min. köcheln lassen, bis die Milch fast verkocht ist.
3. Die Pflaumen waschen und abtrocknen. Die Früchte halbieren und entkernen. Die Hälften mit 2 EL Zucker, Zimt und Zitronenschale zum Kochen bringen. In ca. 10 Min. bei schwacher Hitze etwas einkochen lassen. Dabei gelegentlich umrühren.
4. Die Zitronenschale entfernen und die Pflaumen im Mixer oder mit dem Zauberstab fein pürieren. Das Püree durch ein Sieb streichen.
5. Den Milchreis in kleine Tassen füllen, leicht andrücken und auf vier Teller stürzen. Mit der heißen Pflaumensauce umgießen und sofort servieren.

Nährwerte pro Portion:

265 kcal • **5 g** Eiweiß • **2 g** Fett • **55 g** Kohlenhydrate • **48 g** Ballaststoffe

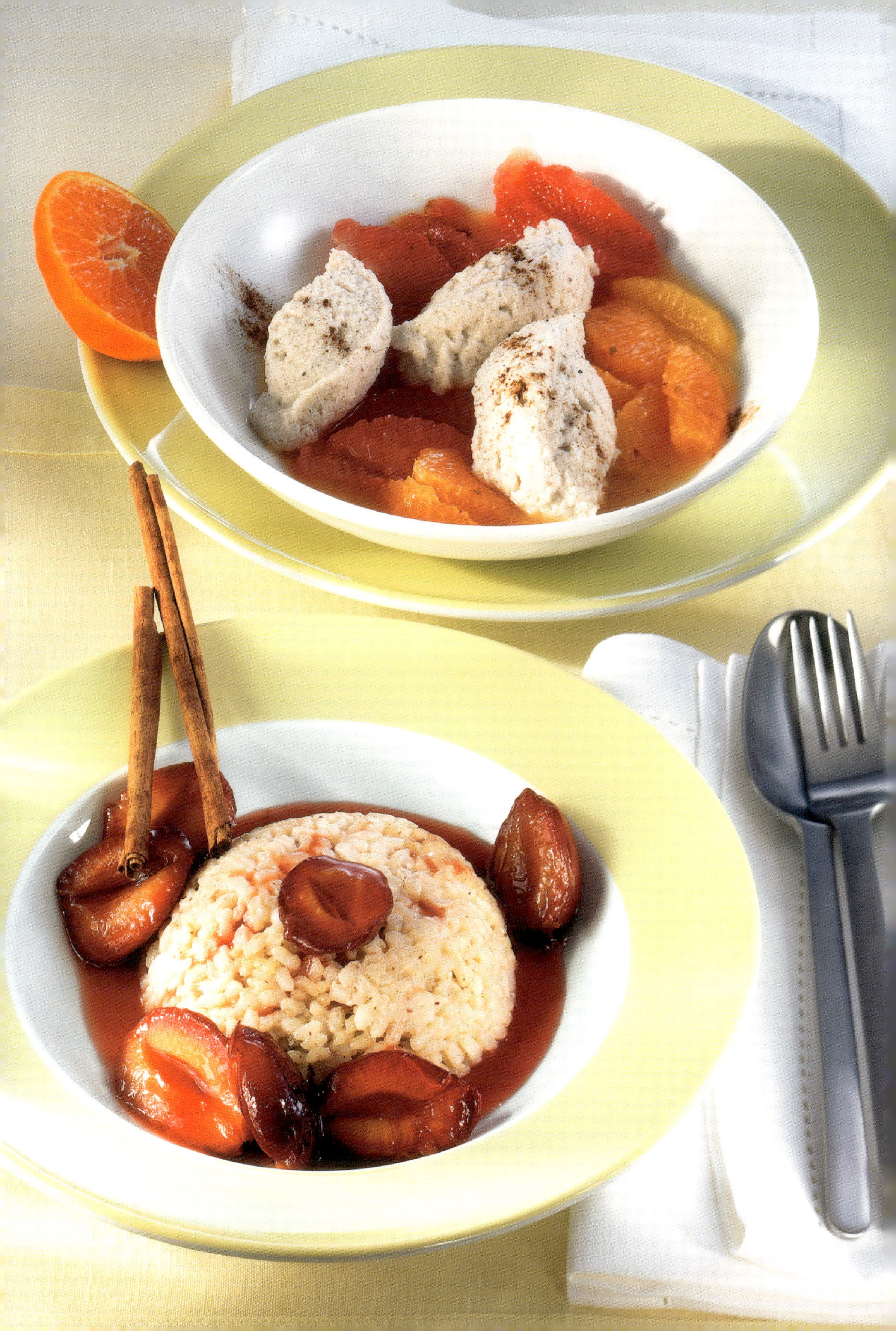

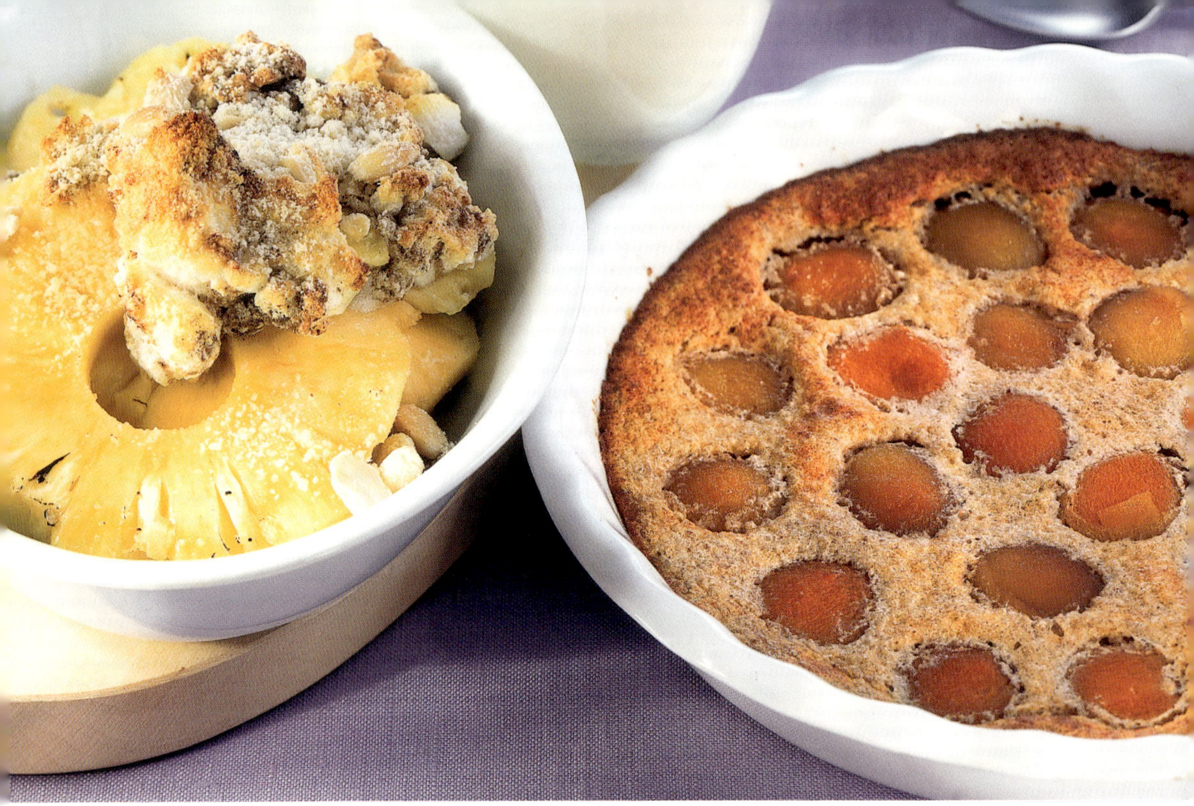

Ananas mit Mandelhäubchen und Dattel-Joghurt

FÜR 2 PERSONEN

400 g Ananas
1/2 TL Rapsöl
1 Eiweiß
2 Päckchen Bourbon-Vanillezucker
1/4 TL Zimt
10 g gemahlene Mandeln
2 getrocknete Datteln
150 g fettarmer Joghurt (1,5 % Fett)
2 TL Honig
1 Prise Kardamom

ZUBEREITUNG: ca. 20 Min.
BACKZEIT: ca. 20 Min.

1. Den Backofen vorheizen. Die Ananas schälen, den Strunk entfernen und das Fruchtfleisch in dünne Scheiben schneiden.
2. Eine ofenfeste Form mit dem Öl ausstreichen. Die Ananasscheiben hineinlegen und im Ofen bei 180° (Mitte, Umluft 160°) 10 Min. backen.
3. Das Eiweiß steif schlagen. Nacheinander Vanillezucker, Zimt und Mandeln unterziehen.
4. Die Ananas aus dem Ofen nehmen und den Mandelschnee darauf verteilen. In ca. 10 Min. fertig backen.
5. Die Datteln entkernen und in kleine Stücke schneiden. Den Joghurt mit Honig und Kardamom verrühren. Die Datteln untermischen. Den Dattel-Joghurt zur Ananas servieren.

Nährwerte pro Portion:

275 kcal • **7 g** Eiweiß • **5 g** Fett • **49 g** Kohlenhydrate • **5 g** Ballaststoffe

Walnuss-Grieß-Kuchen

mit Aprikosen

FÜR 1 SPRINGFORM VON 26 cm Ø (12 STÜCK)

500 g Aprikosen
1/2 TL Rapsöl
300 ml Magermilch (ersatzweise Sojamilch)
60 g Walnusskerne
2 Eier
80 g Weizenvollkorngrieß
2 EL brauner Zucker
abgeriebene Schale von 1/2 unbehandelten Zitrone
1/4 TL Zimt

ZUBEREITUNG: ca. 20 Min.
BACKZEIT: ca. 20 Min.

1. Den Backofen vorheizen. Die Aprikosen kurz überbrühen, häuten, halbieren und entkernen.
2. Die Backform mit Öl ausstreichen und die Aprikosen mit der Schnittfläche nach unten hineinlegen.
3. Die Milch mit den Walnüssen im Mixer oder mit dem Zauberstab fein pürieren. Die Eier trennen. Die Eigelbe, Grieß, Zucker, Zitronenschale und Zimt unter die Nussmilch quirlen.
4. Die Eiweiße steif schlagen. Den Eischnee unter die sehr flüssige Masse heben. Die Grießmasse über die Aprikosen gießen und glatt streichen. Den Kuchen im Ofen bei 180° (Mitte, Umluft 160°) ca. 20 Min. backen.

VIELSEITIG

Heiß, lauwarm und kalt – dieser schnell zubereitete Kuchen schmeckt immer. Wenn Sie liebe Gäste bewirten, reichen Sie eine fettarme, aber trotzdem sahnige Vanillecreme dazu. Dafür für 4 Personen 250 g fettarmen Joghurt (1,5 % Fett) und 2 Päckchen Vanillezucker mit dem Handrührgerät verquirlen. 100 g Sahne steif schlagen und unter die Joghurtcreme heben.

TIPP

Der Kuchen schmeckt auch mit anderen frischen Früchten fein. Außerhalb der Aprikosensaison können Sie ihn mit Kirschen, Pfirsichen, Äpfeln, Birnen oder Mango zubereiten. Dosenobst sollten Sie möglichst vermeiden. Das enthält viel Zucker und kaum Nährstoffe.

Nährwerte pro Stück:

105 kcal • **4 g** Eiweiß • **5 g** Fett • **12 g** Kohlenhydrate • **2 g** Ballaststoffe

Erdbeer-Tiramisu

mit Joghurt-Frischkäse

FÜR 4 PERSONEN

400 g fettarmer Joghurt (1,5 % Fett)
200 g Erdbeeren
2 tagesfrische Eier
3 Päckchen Bourbon-Vanillezucker
2 EL Kognak
60 g Löffelbiskuits
100 ml eiskalter Espresso
1 TL Kakao

ZUBEREITUNG: ca. 30 Min.
ABTROPFZEIT: ca. 5 Std.
KÜHLZEIT: 1 Std.

1. Ein großes Sieb über eine Schüssel hängen und mit einem Küchentuch ausschlagen. Den Joghurt ins Sieb schütten und zugedeckt im Kühlschrank ca. 5 Std. abtropfen lassen. (Ergibt ca. 150 g Frischkäse mit etwa 3 % Fett.)
2. Die Erdbeeren waschen, abtropfen lassen und entstielen. Große Früchte vierteln, kleine halbieren.
3. Die Eier trennen. Die Eigelbe mit Vanillezucker und Kognak über dem heißen Wasserbad (kurz vor dem Siedepunkt) mit dem Handrührgerät dickschaumig aufschlagen. Herausnehmen und die Creme unter Rühren abkühlen lassen.
4. Die Eiweiße steif schlagen. 3 EL Eischnee mit der Creme verrühren. Den restlichen Eischnee mit dem Kochlöffel unterziehen.
5. Den Joghurt-Frischkäse mit dem Handrührgerät cremig rühren. 3 EL Eiercreme untermischen und die Masse mit dem Handrührgerät vollkommen glatt rühren. Die restliche Eiercreme mit dem Kochlöffel unterheben.
6. 30 g Löffelbiskuits kurz in Espresso tauchen und eine kleine, viereckige Form damit auslegen. Mit 100 g Erdbeeren belegen und die Hälfte der Joghurtcreme darauf verstreichen. Diesen Vorgang mit der zweiten Hälfte der Löffelbiskuits, Erdbeeren und Joghurtcreme wiederholen.
7. Das Tiramisu gleichmäßig mit Kakao bestäuben und mindestens 1 Std. im Kühlschrank durchziehen lassen.

ZEIT SPAREN

Statt mit hausgemachtem Joghurt-Frischkäse können Sie das Tiramisu auch einfach mit Magerquark zubereiten.

Nährwerte pro Portion:

155 kcal • **7 g** Eiweiß • **3 g** Fett • **24 g** Kohlenhydrate • **xx g** Ballaststoffe

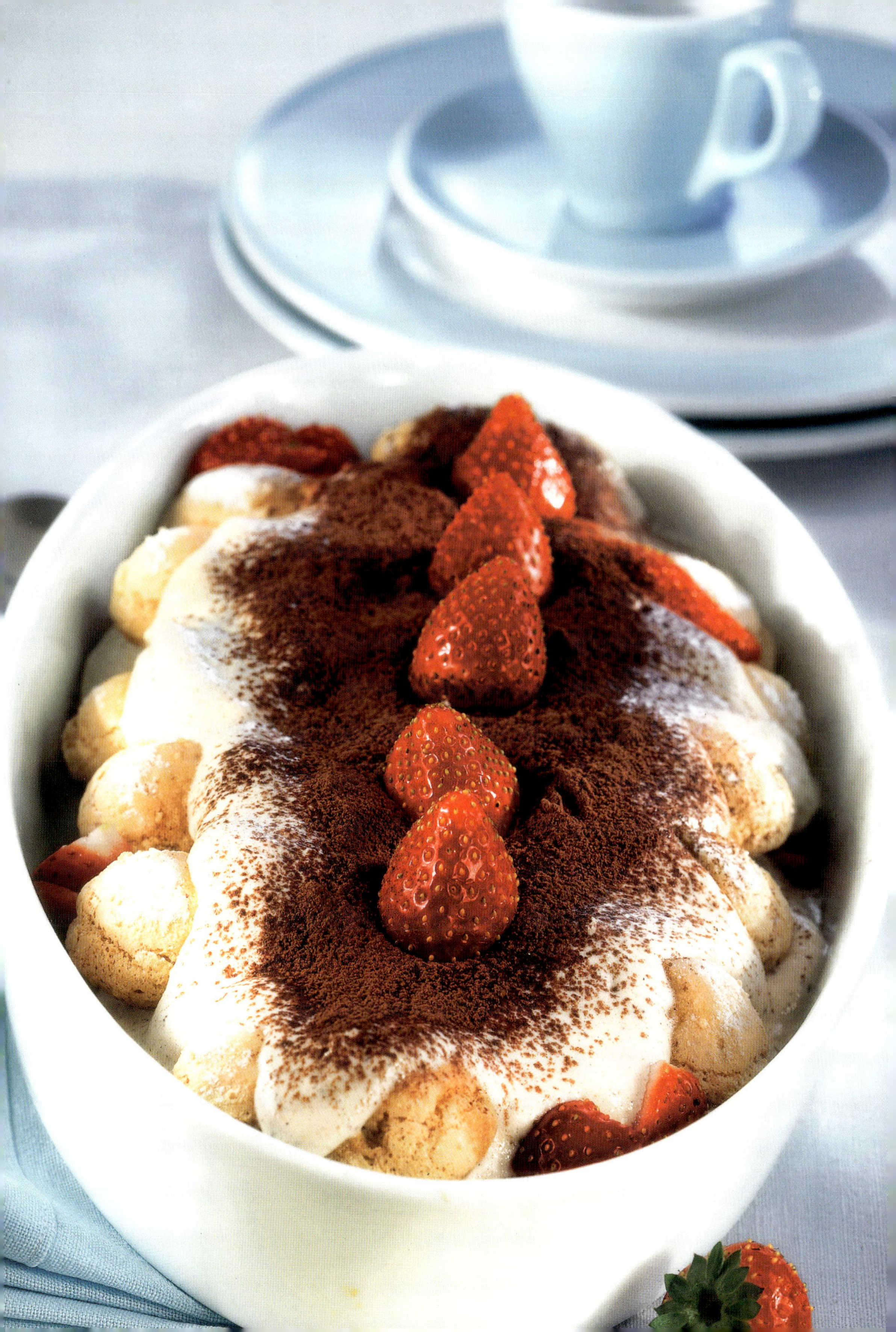

Knusprige Mango-Tarte

FÜR 1 SPRINGFORM VON 26 cm Ø (12 STÜCK)

FÜR DEN TEIG

40 g weiche Butter
150 g feines Weizenvollkornmehl
70 ml lauwarme Milch
1 TL brauner Zucker
1/4 TL Salz
1/2 Päckchen Trockenhefe

FÜR DEN BELAG

2 Mangos
1 TL Öl
150 g fettarmer Joghurt (1,5 % Fett)
2 Eier
2 Päckchen Bourbon-Vanillezucker

ZUBEREITUNG: ca. 30 Min.
RUHEZEIT: ca. 1 Std.
BACKZEIT: ca. 30 Min.

1. Die Butter in kleine Stücke schneiden. Mit Mehl, Milch, Zucker, Salz und Trockenhefe in 5 Min. zu einem geschmeidigen Teig verkneten. Ist der Teig zu trocken, noch etwas lauwarme Milch unterkneten. Den Teig zugedeckt an einem warmen Ort ca. 1 Std. gehen lassen.
2. Für den Belag die Mangos schälen, das Fruchtfleisch vom Kern lösen und in feine Scheiben schneiden. Den Backofen vorheizen.
3. Die Backform mit dem Öl ausstreichen. Den Teig auf bemehlter Arbeitsfläche dünn ausrollen und in die Form legen. Dabei einen 3 cm hohen Rand formen.
4. Den Kuchenboden mit den Mangoscheiben belegen. Den Joghurt mit Eiern und Vanillezucker verquirlen und über die Mangos gießen.
5. Den Kuchen im Ofen bei 200° (Mitte, Umluft 180°) ca. 30 Min. backen.

BASIC-REZEPT

Nach diesem einfachen Grundrezept können Sie je nach Jahreszeit auch Pfirsich- oder Aprikosenkuchen, Apfel- oder Pflaumenkuchen backen.

Streuen Sie zur Abwechslung auch mal fein gehackte Haselnüsse, Mandeln oder Walnüsse über den Kuchen.

Nährwerte pro Stück:

125 kcal • **4 g** Eiweiß • **5 g** Fett • **17 g** Kohlenhydrate • **1 g** Ballaststoffe

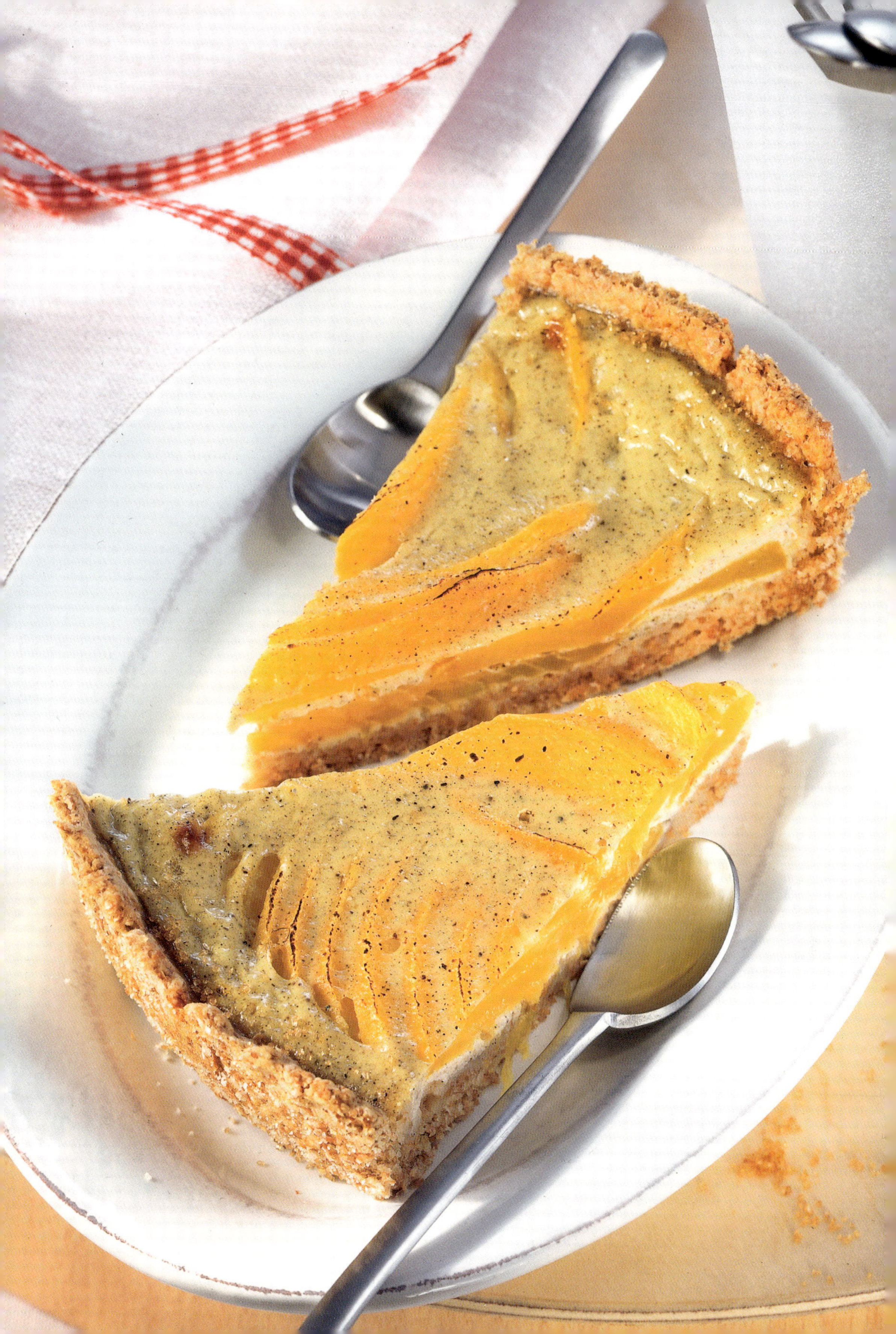

Glossar

Sojadrink: Sojadrink besteht aus Sojabohnen und Wasser.
Er kann pur getrunken werden, eignet sich aber auch für Mixgetränke und kann in allen Rezepten die Kuhmilch ersetzen. Er ist eine hervorragende Quelle für Phytoöstrogene, liefert wertvolles Eiweiß und ungesättigte Fettsäuren. Wie alle pflanzlichen Lebensmittel ist Sojadrink cholesterinfrei und verwöhnt uns mit Selen, Zink, Magnesium und B-Vitaminen.
Achten Sie beim Einkauf auf das Zeichen »genfrei«. Sojadrink wird natur, mit Vitamin- und Kalziumzusatz, gezuckert oder aromatisiert angeboten.

Tofu: Tofu bietet alle gesundheitlichen Vorteile der Sojaprodukte. Ausgangsprodukt dafür ist Sojadrink und ein Gerinnungsmittel.
Tofu ist ein absolutes Frischeprodukt und muss immer gekühlt werden. Einmal aus der Vakuumverpackung entnommen, kann Tofu in einem Gefäß mit kaltem Wasser im Kühlschrank 2 bis 3 Tage aufbewahrt werden. Dabei muss das Wasser täglich gewechselt werden.
Tofu ist neutral im Geschmack, nimmt die verschiedensten Würzrichtungen gut an. In der asiatischen Küche wird Tofu meist mit Sojasauce, Reiswein oder Sherry, Ingwer, Chili und Sesam gewürzt. Aber auch in Kombination mit provenzalischen Kräutern und ein paar Tropfen Sojasauce schmeckt er fein. Tofu wird von sehr weich (Seidentofu) bis fest gepresst angeboten. Weicher Tofu eignet sich für Dressings und Saucen. Fester Tofu lässt sich in Scheiben oder Würfel schneiden, braten und in Saucen oder Suppen kochen. Mit der Gabel fein zerdrückt wird Tofu zur idealen Basis für fleischfreie Burger oder Klößchen.
Geräucherter Tofu oder Tofuzubereitungen, zum Beispiel mit Kräutern aromatisiert, schmecken kalt aufs Brot, können aber auch gebraten oder als Suppeneinlage verwendet werden.

Sojajoghurt: Sojajoghurt natur und mit Fruchtzubereitung ist eine laktosefreie Alternative zu Joghurt aus Kuhmilch. Er kann in allen Rezepten »normalen« Joghurt aus Milch als Zutat ersetzen.

Sojasprossen: Sie sind eine gute Quelle für Vitamine und sekundäre Pflanzenstoffe. Die Sprossen sollten vor dem Verzehr immer kurz unter Rühren gebraten werden, dann blähen sie nicht mehr.

Minze: Mit den frischen, grünen Blättchen lässt sich erstaunlich vielseitig würzen. Sie aromatisieren Eintöpfe mit Bohnen, Kichererbsen, klare Gemüse- oder Hühnersuppen. Gemischt mit Basilikum, Oregano und Thymian zaubert Minze eine feine mediterrane Note in Pasta- und Fleischgerichte. In der orientalischen Küche ist Minze eine wichtige Zutat. Tipp: Die Blätter nicht hacken, sondern wie Salat nur grob zerpflücken.

Sesam: Die Körnchen enthalten sehr viel Eisen, dazu Kalzium, Magnesium, Selen, Phytoöstrogene und ungesättigte Fettsäuren – Grund genug, um Sesam regelmäßig über Salate und Suppen zu streuen. Aber rösten Sie ihn immer erst in einer beschichteten Pfanne ohne Fett kurz unter Rühren an.

Geröstetes Sesamöl: Das intensiv nussig schmeckende Würzöl aus gerösteten Sesamkörnern verwendet man nur tropfenweise zum Aromatisieren von Saucen und Wokgerichten.

Gerichte nach Kapiteln

Rezeptregister von A bis Z

Programmleitung: Doris Birk
Leitende Redakteurin: Birgit Rademacker
Redaktion: Anne Taeschner
Lektorat: Petra Teetz
Korrektorat: Mischa Gallé
Umschlaggestaltung: Independent Medien Design
Fotografie: Studio L'EVEQUE, München
Produktion: Petra Roth
Satz: Johannes Kojer, München
Reproduktion: Penta Repro, München
Druck und Bindung: Printer, Trento

ISBN 3-7742-6944-0

Auflage	4.	3.	2.	1.
Jahr	2008	07	06	05

Studio L'EVEQUE
Food Fotografie
Harry Bischof und Tanja Major (Food & Styling) arbeiten schon lange intensiv für Werbung, Bücher und Zeitschriften im Foodbereich. In ihrem Studio assistieren Krisztina Babics und Hannelore Bellini. In der Innenstadt Münchens kreiert das 4-köpfige Team Foodaufnahmen mit erfrischendem Licht und appetitanregendem, trendigem Styling.

Die Anregungen in diesem Buch stellen die Meinung beziehungsweise die Erfahrungen der Autorinnen dar und wurden von ihnen nach bestem Wissen und Gewissen erstellt. Sie bieten jedoch keinen Ersatz für kompetenten medizinischen Rat. Jede Leserin, jeder Leser sollte für das eigene Tun auch weiterhin selbst verantwortlich sein. Weder die Autorinnen noch der Verlag können für eventuelle Nachteile oder Schäden, die aus den im Buch gegebenen praktischen Hinweisen resultieren, eine Haftung übernehmen.

Geschützte Warennamen (Warenzeichen) sind nicht immer gekennzeichnet. Aus der fehlenden Angabe kann nicht geschlossen werden, dass es sich um freie Warennamen handelt.

DAS ORIGINAL · GU · MIT GARANTIE

Das Original mit Garantie

Ihre Meinung ist uns wichtig. Deshalb möchten wir Ihre Kritik, gerne aber auch Ihr Lob erfahren. Um als führender Ratgeberverlag für Sie noch besser zu werden.
Darum: Schreiben Sie uns!
leserservice@graefe-und-unzer.de
Wir freuen uns auf Ihre Post und wünschen Ihnen viel Spaß mit Ihrem GU-Ratgeber.

Unsere Garantie: Sollte ein GU-Ratgeber einmal einen Fehler enthalten, schicken Sie uns das Buch mit einem kleinen Hinweis und der Quittung innerhalb von sechs Monaten nach dem Kauf zurück. Wir tauschen Ihnen den GU-Ratgeber gegen einen anderen zum gleichen oder ähnlichen Thema um.

GRÄFE UND UNZER VERLAG
Redaktion Kochen & Verwöhnen
Postfach 86 03 25
81630 München
Fax: 0 89/4 19 81 - 113
leserservice@graefe-und-unzer.de

GRÄFE UND UNZER

Ein Unternehmen der
GANSKE VERLAGSGRUPPE